坚定中医文化自信

何清湖　陈小平　主编

中医古籍出版社
Publishing House of Ancient Chinese Medical Books

图书在版编目（CIP）数据

坚定中医文化自信 / 何清湖，陈小平主编. — 北京：中医古籍出版社，2020.7（2023.6重印）
ISBN 978-7-5152-2040-6

Ⅰ. ①坚…　Ⅱ. ①何… ②陈…　Ⅲ. ①中国医药学—文化研究　Ⅳ. ①R2-05

中国版本图书馆CIP数据核字（2020）第100875号

坚定中医文化自信

何清湖　陈小平　主编

策划编辑　杜杰慧
责任编辑　李　炎
封面设计　蔡　慧
出版发行　中医古籍出版社
社　　址　北京市东城区东直门内南小街16号（100700）
电　　话　010-64089446（总编室）010-64002949（发行部）
网　　址　www.zhongyiguji.com.cn
印　　刷　廊坊市鸿煊印刷有限公司
开　　本　710mm × 1000mm　1/16
印　　张　15.75
字　　数　210千字
版　　次　2020年7月第1版　2023年6月第3次印刷
书　　号　ISBN 978-7-5152-2040-6
定　　价　72.00元

《坚定中医文化自信》编委会

前言

文化是一个国家、一个民族的灵魂。文化自信是一个国家、一个民族、一个政党对自身历史发展精髓的深刻领悟，对自身文化秉赋的充分尊重，对自身精神价值的高度肯定，并在此基础上自觉地传承、弘扬、践行，进而拥有实现创造性转化和创新性发展的能力。十九大报告指出："文化自信是一个国家、一个民族发展中更基本、更深沉、更持久的力量。"

当前，我们坚持文化自信，就是要树立和强化对中国特色社会主义文化包括中华优秀传统文化、革命文化和社会主义先进文化的自信。众所周知，中医药文化是中华优秀传统文化的重要组成部分，是中国人对生命、健康和疾病所持有的智慧成果和实践的概括。现阶段，中国特色社会主义进入了新时代，我们中医药事业的发展也迎来了天时、地利、人和的大好时机。随着党和政府把中医药发展上升到国家战略高度并做出一系列重大决策部署，颁布了《中华人民共和国中医药法》，印发了《中医药发展战略规划纲要（2016—2030年）》，建立了国务院中医药工作部际联席会议制度，向世界发布了《中国的中医药》白皮书等，中医药事业未来的发展可谓前景广阔，这也给我们所有中医人提出了任重道远、时不我与的担当要求。

回溯历史，中医药的发展累积了千百代为百姓健康事业鞠躬尽瘁、呕心沥血的医者的宝贵财富，它伴随着中华文明五千年的发展历程延续至今，尽管在这漫长的探索过程中经历过高潮与低谷，遭遇过冲击与抵制，承受过质疑与否认，但是中医药以其独具特色的诊疗优势、应对复杂健康形势的整体观念、防患于未然的治未病思维、富瞻深邃的哲学思想、积淀深厚的文化底蕴以及开放包容的胸襟气魄，依然代代薪火相传、永葆青春活力。

作为一名已经在中医药领域耕耘三十余年的中医人，看到中医学不仅在中国具有强大的生命力，而且在世界各民族中的影响与日俱增，我常常想这正是源自于人民和社会对于中医药的自发需求，也更是源自于中医药自身的源远流长、博大精深，这是我们每个中医人都应感到自豪的。尤其是在2020年这个特殊的初春，中医药广泛参加新型冠状病毒肺炎治疗，深入介入诊疗全过程，发挥了前所未有的积极作用，成为抗疫“中国方法”的重要组成部分，再次充分彰显了中医药的特色和优势。这无疑是新时代支撑我们坚定中医文化自信的又一次突出证明。

破万里浪，需首立自信。习近平总书记多次寄语“希望广大中医药工作者增强民族自信”，这是传承好、发展好、利用好中医药的首要前提和精神保障。我认为从事中医药医疗、教育、科研、管理、产业、国际交流等相关工作的中医人，要树立起高度的中医文化自信，这是促进中医文化和中华文化繁荣兴盛的关键一步。对中医文化自信，基于的是对中华民族的深刻认同以及对中医药内在价值的高度肯定，是对传承和发展中医药具有坚定的信念，同时也是对中医药的优势和不足有着正确和理性的认识。这种对中医药文化和价值的认同和笃定，将成为确保中医药传承的脚步不停、发展的步伐不乱的主要精神力量，将成为中医药前进的内在驱动，也将成为实现中华民族伟大复兴“中国梦”的重要支撑。增强中医药文化自信，要求我们充分把握中医药的历史与哲学属性，中医药的人文智慧非但不会削弱中医药的医学科学属性，反而能彰显其术与道的高度统一；增强中医药文化自信，要求我们深刻认识到中医药是我国独特的卫生资源、潜力巨大的经济资源、具有原创优势的科技资源、优秀的文化资源和重要的生态资源，在我国经济社会发展中具有举足轻重的地位作用；增强中医药文化自信，要求我们努力推动中医药走向世界，打造中医药文化名片，并使中医药成为构建人类健康命运共同体的重要一环。

千里之行，始于足下。为了全面厘清什么是中医文化自信，为什么要坚持中医文化自信，如何笃定信念，又如何把信念内化为创新与实践的力量，增强中医人对中医文化的认知与体会，提高文化自信心，我和我的研究团队着手以“坚定中医文化自信”为题，并将我们对于中医文化自信的所有思考和探索纳入这本书中。本书编者由湖南中医药大学、湖南中医药高等专科学校、长沙市卫生健康委员会以及东莞市人民医院的一批中青年学者组成，他们长期致力于中医文化的相关研究。其中，“充分认知”部分的主要撰稿人孙相如、魏一苇、刘扬、盛文等从中医药的历史、哲学基础、特色优势与中西医学文化比较等层面带领读者缕清中医文化内涵；“价值肯定”部分由刘朝圣、孙贵香、朱珊莹等从国家宏观层面论述中医药作为打开中华文明宝库钥匙的独特价值，作为国家五种优秀资源的重要定位，以及中医药在治未病、重大疾病治疗、疾病康复中所具有的重要作用；“敢于借鉴”部分由李迎秋、严暄暄、李敏、廖娟、刘莉（湖南中医药大学办公室）、刘莉（湖南中医药大学医学院）等合作执笔，主要展现中医文化的自信与包容，并通过现代医学、科技、教育、产业、文化等领域的交流，不断实现新的发展；“不断创新”部分由张冀东、胡思、王丹、杨金花等青年学者分别从理论创新、技术创新、管理创新等角度探索中医药的创新发展之路；最后，“勤于实践”部分由肖碧跃、周兴、曹淼等着重阐述实践是坚持中医文化自信、发挥中医特色优势的来源和最终目的。

虽然这本书只是千里之行中的小小一步，但我希望能通过它与所有中医人一同共勉、奋进，把我们对于中医药事业的热忱，对于建设“健康中国”、实现“中国梦”的理想，一同奉献给这个挑战与机遇并存的新时代。

湖南中医药大学　何清湖

2020年3月

目录

第一章　充分认知

第二章　价值肯定

第三章　敢于借鉴

第四章　不断创新

第五章　勤于实践

第一章

充分认知

第一节

中医药发展的历史

2010年，时任国家副主席习近平在澳大利亚墨尔本出席皇家墨尔本理工大学“中医孔子学院”授牌仪式时指出：“中医药学凝聚着深邃的哲学智慧和中华民族几千年的健康养生理念及其实践经验，是中国古代科学的瑰宝，也是打开中华文明宝库的钥匙。”这一重要论述揭示出，中医药蕴含着博大精深的中华传统文化精髓以及硕果累累的中国古代科学成果，是历代医家在认识生命、自然以及防病治病中所形成的原创的、独特的、极具生命力的医学体系。在数千年的发展历程中，中医药在中华传统文化和哲学的影响下，创造并积淀形成了丰富的医学理论与实践经验，其“天人合一、藏象合一、形神合一”的整体观念，司外揣内、见微知著的诊断思想，阴平阳秘、和合致中的调理特色，勿待渴而穿井、斗而铸锥的治未病理念等，无不是将源远流长的中华传统文化和哲学果实融汇转化为自身特色鲜明的理论体系，并进一步丰富和扩展了中华传统文化的深刻内涵，成为中华传统文化传承的重要载体，更成为推动当代中华文化复兴的重要支撑。中医药悠久的历史积淀是坚定中医文化自信的牢固基石。

一、中医是中华传统文化的重要组成部分

被誉为中华传统文化渊薮的《周易》中最早论述了“文化”一词的含义，所谓“关乎天文，以察时变；关乎人文，以化成天下”。文化是一个国家、一个民族的灵魂，中华传统文化是在中华民族五千年的历史长河中不断传承与延续而成的一种反映民族精神、民族风貌的民族文化，是中国历史上各种思想文化精髓的体现，是中华民族几千年来知识智慧和理性思辨的高度凝聚。

中国传统医药学以古代阴阳、五行以及精气神等传统哲学理论为精神内核，同时在发展中兼融易学和儒、释、道等传统文化，是一门涉及自然宇宙与生命本质内在统一的科学学问，是中国传统自然科学与人文科学的高度统一，有着深厚的中华传统文化印记。中国传统文化是孕育中医学的土壤，同时中医学又进一步丰富和完善了中国传统文化，中医学的发展历程、哲学体系、思维模式、价值观念与中国传统文化一脉相承。

在华夏五千余年的历史进程中，中医的发展史与中华传统文化的发展史是同步推进的。中国农耕文明的始祖——神农，也被视为中医药的创始人，《淮南子》中记载着神农的动人传说：“尝百草之滋味，水泉之甘苦，令民所避就。当此之时，一日而遇七十毒。”中国传统五行思想同样源自于农耕文明的探索，《尚书·洪范》中最早记载了五行是由水、火、木、金、土等五种与人类农业生活密切相关的物质构成，并由此取象比类，将万事万物按照五行朴素地划分为五种类别。中医则更灵活地利用五行的生克制化来解释人体、生理和疾病的关系，并在自身学说体系的构建过程中丰富和完善了五行理论。中医天人相应的整体观念也与农耕文明所强调的“天人合一、气一元论”的思想一脉相通，通过“天人合一、藏象合一、形神合一”等中医基本观念的构建，中医与中国传统文化强调整体圆融汇通的基本精神高度统一起来。除了中国传统农耕文明对自然的理解影响着中医的

思维内涵，中国古代政治生活领域的君臣关系也在中医理论中有所映射，如中医方剂配伍讲究“君臣佐使”，各味药既需君臣有序、各司其职，又能相互作用、变化周详。

中医的哲学体系、理论思想也与中华传统文化密不可分。在中华文化的历史长河中，作为其源头的《易经》被尊为群经之首、大道之源，为中医带来了深远的影响，明代医家张介宾用“医易同源”一词来概括中医与周易的深刻联系，可以说中医的阴阳五行、藏象学说、八纲辨证、六经传变等理论都蕴含着周易的文化。

此外，中医文化常说“以儒为魂、以道为体、以释为用”，体现的正是中医将以儒释道为代表的中华传统文化融为一炉。中医讲究阴阳平衡，所谓“阴平阳秘，精神乃治”，而人体生理一旦出现失衡，则“阴胜则阳病，阳胜则阴病”，“气血不和，百病乃变化而生”，无不体现出儒家所推崇的中庸之道和中和观念。儒家的思想围绕“仁”而展开，中医由此也衍生出“医乃仁术”的观念，并将仁心仁术、大医精诚作为对所有习医之人的基本要求。而独具特色的道家文化也同样渗透到了中医理论之中，道家思想的“道法自然、无为而为、天人合一、崇阴贵柔、清静寡欲”等思想对中医理论的构建可谓影响深远。中医的整体观念，对立统一的辩证思维，未病先防、既病防变的“治未病”思想，恬淡虚无、精神内守的养生观念，以及七损八益的房室养生之术等，皆脱胎于道家文化。同时随着道教的兴起，还形成了以葛洪、陶弘景、孙思邈等医家为代表的道医流派，影响卓著。在道教产生的同时，佛教也传入了中国。中医的阴阳学说、五行学说及元气学说等与佛教的四大概念——地大、水大、火大、风大相联系，中医眼科学中的五轮学说也产生于佛教的四轮学说（风轮、水轮、地轮、金轮）。此外，佛教的修行方式三学（戒、定、慧）也在一定程度上促进了中医身心医学的发展，对中医治疗情志疾病提供了一定的理论支撑。

概而言之，中国传统医药学是中华传统文化的重要组成部分。

二、中医药历史悠久，源远流长

中医药浩如烟海的文献典籍，博大精深的思想理论，百花齐放的各家学说，悬壶济世的大医精神，使得其在五千年的中华历史长河中一直永葆青春并不断焕发新的光彩。

关于中医的起源历来众说纷纭，有“医源于圣”“医源于巫”“医源于本能”等不同观点，从文献记载中可知其已有数千年的发展历史。中医药是我国古代劳动人民长期实践的经验总结，是中华民族在数千年与疾病不断斗争过程中逐步积累起来的宝贵财富。

中医药的起源与原始人类的生活实践密不可分。随着人类认识自然、利用自然、改造自然的能力不断加强，逐渐有了基本的卫生保健活动。火的使用是人类迈入文明进程的关键一步，人类的饮食习惯由茹毛饮血变成以食用熟食为主，为人类的身体健康带来了巨大的改善。从赤身裸体到利用兽皮、树叶、羽毛蔽体，以及之后的利用植物纤维编织物等都增强了人类对自然气候的适应能力，得以减少了疾病的发生，这也是继火之后的卫生保健活动的又一大进步。另外，人类由“构木为巢”到“穴居而野处”，再到“易之以居室”，居住环境的改善也是提升卫生保健的重要措施。原始社会在狩猎前后、丰收之时，人们都会尽情歌舞，原始舞蹈的出现也能起到解除疲劳、消除疼痛的功效，并逐渐发展为健身祛病的导引术和养生功法。

同时，中医药的起源与原始医疗行为也息息相关。当时的人们对于变幻莫测的自然界尚不能够完全认知，巫文化成为世界各地各民族所自然形成的最早的文化形态，中医的起源也与巫文化有着密切的联系。这种关联从“医”字早期的古文写法中便可窥知一二——“毉”，其上半部分“医”和“殳”的构字与箭相关，可以推知原始医疗行为最早是从治疗箭伤开始的，而下半部分则由“巫”字构成，可推知原始社会早期的医学活动是由部落中文化程度较高的“巫”所主持的。许慎在《说文解字》中曾提到“古者巫彭初作医”，巫彭即为神话传说中上古时代的著名巫医，相传医学最早由他所创制。在原始社会时期，人们在采集食物及狩猎过程中难免出现外伤，逐渐形成了原始人类对疾病最早的认识，他们会利用水源对伤口进行清洗，也会采摘植物敷在伤口上。此外，原始人类在采集植物食用的过程中，由于没有经验往往会误食有毒的植物而引起腹泻、呕吐、昏迷甚至造成死亡，由此认识到患了某种疾病，通过服用某种植物后，病情能够得到缓解以至痊愈，对药物的认识也渐渐积累了起来。随着生产力的不断提高，原始人类对动物及矿物类药物的认识也在逐步加深。新石器时代人类掌握了磨制技术，医疗工具——砭石也由此产生，利用砭石来放血排脓，刺破疮疡肿毒，是后世针刺疗法的起源。此外，随着对火的使用日趋熟练，原始人类发现利用火对身体局部进行刺激或者用烧热的石块进行热熨可以缓解病痛，则成为后世灸法最早的雏形。

人类社会由原始社会步入奴隶社会，中医药也逐步形成。譬如，夏朝发明的人工酿酒术促进了中医药的发展，在《说文解字》中有记载："醫：治病工也。殹，恶姿也；醫之性然。得酒而使，从酉。"至商朝，开始出现与医学相关的考古文字佐证。据统计，在殷墟出土的甲骨文中有415辞与医学密切相关。在这些刻写在龟甲和兽骨上的早期文字中，有关于人的头面部、四肢躯干部等身体部位病痛的诸多记载，譬如，甲骨文中出现了诸多类似"疒首""疒目""疒耳""疒腹"的象形文字，记录了当时的人们已患有各种疾病，而"疒"这个字则是"疾病"一词最早的文字形态。甲骨文中还有对当时特定多发疾病所发明的专有象形文字，如疟、疥、龋等。此外脏腑中的"心"也首次出现在甲骨文中。这一时期，汤剂的发明及药用，是中医药发展史上的一次跨越性突破，相传夏末商初时伊尹创汤液之法，并撰《汤液经》，改变了远古人们直接把药用植物放在嘴里咀嚼的用药习惯，提高了医药的疗效，中药汤剂得以形成。

自周朝开始，医、巫逐渐分离，医学发展日益完善，医学分科初见雏形。春秋时期虽未发现有医家撰写的医学专著类文献，但《诗经》《山海经》《周礼》等文献资料中都记载有大量医药学内容。如《山海经》中记录有涵盖内科、外科、妇科、五官科、皮肤科等领域的50余种疾病，收录有植物药、动物药、矿物药约126种，又按功效把它们分为补益药、毒药、解毒药、杀虫药、避孕药、预防药、兽药等。在这一时期人们对于疾病的认识日益加深，药物知识不断丰富，同时医药制度也逐步完善。周朝设立了专门负责国家医疗卫生事务的宫廷医生，分为食医、疾医、疡医、兽医，这是我国最早的医学分科。周朝还建立了较完善的医政机构，设立有医师、上士、下士、府、史、徒等自上而下的职位，并设立有严格的考核制度。此外，病历记录及死亡报告制度也从这一时期开始出现。随着中医药的不断发展，这一时期开始有了中医药专著记载并出现了以扁鹊为代表的一批杰出医家，而由扁鹊提出的“信巫不信医，六不治也”正式标志着巫与医的彻底分离，以及中医理性和科学认识的基本形成。

1973年，湖南长沙马王堆汉墓出土了14种医学典籍，是研究先秦时期医学发展的重要资料，作为我国现存最早的古医书，真实地反映了先秦时期的医学成就。从马王堆出土医书中可以发现，这一时期外科治疗方法日趋完备，医学领域有了清创消毒、止血、消肿止痛、包扎、祛瘢痕、护理等一系列治疗方式。马王堆出土医书中还出现了有关外科手术的记录，以及皮肤病的药浴、外敷、热熨、摩法、灸法等外治法。内科疾病领域则有了最早的心脏疾病、黄疸病、泄泻病等记载，妇产科已有了优生优孕、新生儿护理等思想萌芽。中药学领域也取得了巨大的进步，据统计，马王堆出土医书中现存药名406种，并且首次出现有关药物炮制方法的记载，中药复方也已初步形成。马王堆出土医书中还记载有大量养生学方面的内容，如食疗养生、起居养生、房室养生、运动养生等。马王堆出土的《足臂十一脉灸经》《阴阳十一脉灸经》是我国已知最早关于经脉的专著，是中医经络学肇源的重要文献。

秦汉两朝是中国文化的重要整合期，秦朝大一统格局的建立极大地促进了社会经济文化的发展和融合，中医药由此拉开了迅速发展的帷幕。从战国时期的百家争鸣到秦朝推崇法家思想，以及西汉初期的黄老学说盛行到汉武帝罢黜百家、独尊儒术，这一时期的思想碰撞带来的火花也深刻融入到中医的发展之中，成为我国医学理论体系的奠基时期，《黄帝内经》《黄帝八十一难经》《伤寒杂病论》《神农本草经》等经典医著一一问世，中医药发展日趋成熟。《黄帝内经》融合了古代哲学的精、气、神、阴阳、五行等思想理念，建立了中医藏象学说、阴阳五行学说、气血津液学说、病因病机学说等基本理论，系统阐述了脏腑、针灸、诊疗、治则、养生等思想，标志着中医理论体系的基本确立。《黄帝八十一难经》以问答的方式讨论了81个医学重要问题，重在阐释和发挥《内经》要旨。汉代张仲景著有《伤寒杂病论》一书，更是在《内经》理论的基础上，以六经论伤寒，以脏腑论杂病，并结合自身临床实践，提出了对证治疗的理、法、方、药，使辨证论治成为中医临床诊疗的根本原则。书中共载方314首，组方配伍严谨，剂型、服法多样，标志着古代临床医学、方剂学体系的初步建立。东汉成书的《神农本草经》是我国现存最早的中药学专著，共载药365种，首创药物三品分类法，它的问世意味着中药学由经验累积阶段进入到理论总结阶段，标志着药物学体系的初步建立。此外，秦汉时期有服食丹药的风气，炼丹术发展迅速。东汉时期成书的《周易参同契》是我国第一部介绍炼丹术的书，其中总结了当时常用的一些化学和医药知识。这一时期，医药制度的发展更加完备，秦朝设有太医令、侍医（御医）；西汉自上而下设有太常寺、少府、药丞、方丞等；东汉医药则分为两职，其中药丞主药，方丞主方。此外，汉代一度疫病多发，在当时就建有世界上最早的时疫医院。除张仲景之外，这一时期良医辈出，有首创病历书写的淳于意，创造麻沸散及五禽戏的外科鼻祖华佗等。中外医学交流在周朝初见端倪，到秦汉时期正式开始萌芽，从徐福东渡扶桑寻觅仙药，再到汉代张骞、班超出使西域打通丝绸之路，都极大地促进了我国中医药的对外交流，异域的药物不断输入中国，中医药文化也开始远赴海外为世界人民的健康服务。

魏晋南北朝是中医学历史上承上启下的重要时期，这一时期社会动荡不安、战火纷纷，但同时也是学术领域思想激荡、文化繁荣的特殊时期，其上承秦汉时期的中医理论奠基，又下启中医临床医学分科，开启了中医发展的新篇章。魏晋时期玄学兴起，道教盛行，佛教也日益壮大，儒释道三教归一，对中医文化影响深远，出现了一批僧医、道医。由于战乱造成的人员伤亡，迫使这一时期临床医学发展迅速，特别是在外科、骨伤科、急诊医学等领域。龚庆宣所撰《刘涓子鬼遗方》是我国现存最早的中医外科学专著，葛洪的《肘后救卒方》中记载的夹板固定骨折法，一直沿用至今，另外还首创人工呼吸、洗胃、救溺法、腹腔穿刺放腹水法、导尿术等急诊方法。此外还有《小品方》《范汪方》等外治法专著。身处乱世的社会环境，人们更能体会到生命的意义，对于健康有着更加迫切的渴望，加之玄、道、佛思想的汇集、交流，共同推动了这一时期养生思想的发展。食气、炼丹风气盛行，并出现了一批养生家及专著，如葛洪的《抱朴子》、陶弘景的《养性延命录》、颜子推的《颜氏家训 · 养生篇》、嵇康的《养生论》以及魏华存的《黄庭经》等，为中医养生文化的形成奠定了基础。针灸学在这一时期也取得了显著的发展，葛洪的《肘后救卒方》中有近一半疾病均采用灸法治疗。晋朝王叔和所著的《脉经》是我国第一部专论脉学的系统专著，魏晋时期皇甫谧的《针灸甲乙经》则是我国历史上最早的针灸学专著，是对针灸学的第一次全面总结，经其整理定位的腧穴在很长一段时间内成为针灸取穴的重要标准。《脉经》对妇产科脉象进行了描述，促进了妇产科诊断的发展，妇科的内病外治方法在这一时期也独具特色，对阴痒、阴疮、阴肿、阴脱等症运用了纳药、洗熨、坐药、冲洗、按摩等方法。徐之才始创逐月养胎法，首创胚胎学说。王叔和在《脉经》中论述了小儿脉象并首先提出小儿辨证学说，陈延之的《小品方》对小儿年龄进行划分，并首次记录小儿养护方法。儿科四大证中的三种：痘、惊、疳，在这一时期也已有了记录。中药学领域在这一时期也成绩斐然，陶弘景的《本草经集注》载药730种，在《神农本草经》的基础上新增了365种，并按自然属性将药物分为七类，是药物分类学上的一大进步，成为古代药物分类的重要标准。此外，中药炮制也有了系统的汇总，雷敩的《雷公炮炙论》是我国第一部药物炮制专著，建立了中药炮制规范。医事制度上，南朝刘宋时期有“置医学，以广教授”的记载，可见当时已首创医学教育机构，政府创办中医教育由此正式开始。

在结束了南北朝时期的长期分裂后，隋唐再一次进入大一统时期，社会相对稳定，经济文化繁荣发展，医学的发展也呈现出蓬勃姿态，中医药进入了全面发展阶段。这一时期，政府组织编撰的大型医书相继出现。隋朝政府组织编写了方剂学专著《四海类聚方》，虽已亡佚，但在当时促进了方剂学的快速发展。太医博士巢元方负责编撰的《诸病源候论》，详细论述了内科、外科、五官科、妇产科、儿科、杂病的病因、病机、证候、治法等，为病因证候学的发展奠定了重要的基础。唐朝政府组织编撰的《新修本草》，是世界上第一部由国家颁布的药典，此外还有官修《开元广济方》《贞元集要广利方》等。这一时期开启了对医学经典的整理研究，杨上善的《黄帝内经太素》，将《素问》《灵枢》拆散，按内容分为19大类，首创对《内经》的分类研究；王冰历时12年，完成《次注黄帝内经素问》。方药学也取得了较大成就，陈藏器的《本草拾遗》对《新修本草》进行了补充，新增药物692种；孟诜的《食疗本草》为我国第一部食疗专著；李珣的《海药本草》为我国最早论述外来药物的专著。孙思邈的《备急千金要方》《千金翼方》集内、外、妇、儿、五官、针灸、养生等各科，载方6500余首，载药800余种，名为方书，实则为综合性专著，被誉为中国古代医学百科全书。孙思邈对药物的种植、采集、炮制、产地均有深入研究，被后世尊称为“药神”。唐代另一位著名医家王焘任职于当时的国家图书馆，阅读了大量医籍文献，汇编成《外台秘要》一书，其中载方6000余首，许多亡佚的书由此得以流传，具有较高的文献价值。书中还系统地汇总了唐以前的临床医学成就，宋代林亿在校注该书时称："不观《外台》方，不读《千金》论，则医人所见不广，用药不神。"临床医学在隋唐时期分科更加明确。外科发展至唐朝专设有"疮肿"专业，培养专业外科医生，《仙授理伤续断秘方》是我国现存最早的一部骨伤科专书。针灸推拿方面，隋代设有按摩博士，唐代已有针科，开始了针灸推拿医生的专业培养。唐代有了"耳目口齿"专业，专门培养五官科医生。妇产科、儿科在这一时期也逐步专科化，唐代昝殷所著《产宝》，为我国现存最早的产科专著；《颅囟经》为我国现存最早的儿科专书。隋唐政府对医学的重视使得医事制度进一步完善，隋朝设立尚药局为王公大臣提供医疗服务，同时编写医药文献；创立药藏局，掌东宫医药；建立太医署，负责宫人、外宾、突发疫病等具体医疗事务及医学教育等，此外还设立有食医、翰林医官等不同制度，发展至唐代还有了专门的军队医疗机构。地方医疗机构在这一时期也开始盛行，隋代印度高僧在庙宇中曾设有"病人坊"，专门收容麻风病人，这一场所一直沿用到唐朝。受佛教的影响，唐代"凡陵寝庙宇皆储以药，尚药、太常医各一人受之"，陵庙医药由此诞生。隋唐时期，医事律令也得以逐步完善。唐朝已有了对医生的医疗行为进行法律约束的律令，且隋唐时期受儒家忠孝观念影响，医德越来越受到重视，孙思邈在其所著的《备急千金要方》第一卷中通过"大医精诚"一文全面地论述了医德规范，提到医道作为"至精至微之事"，习医之人必须"博极医源，精勤不倦"，同时要做到"见彼苦恼，若己有之"，而不能"自逞俊快，邀射名誉"，"恃己所长，经略财物"。医疗教育在隋唐时期也取得了划时代的进步，太医署成为世界上最早的官方医疗教育机构，其下分医、按摩、咒禁、针科四科，共同修习《本草》《黄帝内经》《针灸甲乙经》《脉经》等基础理论，进行体疗、疮肿、少小、耳目口齿、角法等医学分科教育。隋唐时期由于国力强盛，对外交流活动空前繁荣。吐蕃的元丹贡布所著《四部医典》，标志着藏药理论体系的形成，唐太医署还将其作为医学教材使用。朝鲜、日本，东南亚、阿拉伯诸国也派遣使节、留学生、僧人来华交流学习，同时政府也派鉴真、玄奘等著名僧侣出使海外传播中华文化，该时期的多本医学著作，如《新修本草》《本草拾遗》《备急千金要方》《外台秘要》等都记载有许多海外药物及疾病的治疗方法，进一步促进了中医文化的发展和繁荣。

北宋时期的著名思想家、政治家、文学家范仲淹提出其人生理想是“不为良相，则为良医”，掀起了宋代“士人知医”的风潮，很多文人亦官亦医，形成了中医历史上著名的“儒医”现象，造就了宋代别具一格的医学风范。人称“许学士”的许叔微在做官的同时醉心于中医经典著作《伤寒论》的研究，撰有《伤寒百证歌》《伤寒发微论》《普济本事方》等医学专著；大文豪苏东坡尤其喜爱医学，著有《药诵》《盖公堂记》，并与北宋政治家、科学家沈括合编有《苏沈良方》。同时，受到宋代“新儒学”——糅儒释道三家为一体的理学思想潜移默化的浸染，周敦颐、张载、邵雍、程颐、朱熹等理学家们的太极观、理气观、整体观、阴阳观、五行观等无一不对后来中医药领域的太极命门之辩、先后天之辩、理气阴阳论的发挥以及运气学说等理论的研究与创新产生深刻的影响。另外，宋朝政府也非常重视医学，官方设有太医局管理医学教育，招有学生三四百人专习医术；还主持编撰了世界上第一部成药标准《太平惠民和剂局方》，共载民间常用有效中药方剂788首，书中许多著名方剂如逍遥散、牛黄清心丸、四物汤、苏合香丸、紫雪丹等至今仍广泛应用于临床治疗。在针灸学领域上，宋代翰林医官王惟一铸造了世界上首个医学教学模型——针灸铜人，该模型大小与正常成年人相仿，体内注水，如果取穴准确，则针刺穴位水能顺利流出，如果取穴错误，则针无法刺入铜人体内，此模型开创了针灸腧穴考试实践操作的先河；王惟一还对孙思邈《明堂针灸图》做了考定，编绘了《新铸铜人腧穴针灸图经》。中医妇产科学在宋代也得到了十分迅速的发展，不仅成为政府医学教育规定设置的九科之一，还涌现了一大批卓有成就的妇产科专著。譬如陈自明的《妇人大全良方》是论述妇产科常见疾病的系统性理论专著，迄今仍对中医妇产科学理论研究和实践运用具有重要影响。此外，还有宋代杨子建的《十产论》、朱端章的《卫生家宝产科备要》、齐仲甫的《女科百问》、李师圣的《产论》等著作，极大地丰富了中医妇产科学领域。此外，众多医学单科也在宋代开辟新说，如北宋钱乙的《小儿药证直诀》为我国现存最早的一部儿科专著；北宋吴简的《欧希范五脏图》为我国第一张人体解剖图；南宋宋慈的《洗冤集录》则为我国较早、较完整的法医学专书。中国传统医药学构成了宋代科学技术领域快速发展的重要一环。

编修于清乾隆年间，我国古代最大的官修图书目录——《四库全书总目提要》曾用“儒之门户分于宋，医之门户分于金元”来高度概括中医药学发展至金元时期医学流派纷纷形成的盛况，这一时期迎来了中医药历史上所谓“新学肇兴”的新时代。受到宋代以程颐、朱熹为代表的“理学”和以陆九渊、王阳明为奠基人的“心学”等各学派百花齐放、各种思潮交织激荡的影响，金元时期的中医药学也从理论到实践发展到了一个新的高度，出现了学派分立、百家争鸣的局面，诞生了众多名噪一时、各具特色的医家和流派，其中尤以被誉为“金元四大家”的刘河间、张从正、李东垣、朱丹溪最具代表性。此时的中国在经历宋末长时间动荡不安的战乱后，人民的生活质量大幅降低，各种天灾疫病肆虐民间，迫使医家们纷纷研读中医经典文献，并根据当时的医疗实践不断探索、创新中医理论，由此而形成了师古而不泥古、创新而不猎新的金元时期中医药特色。刘河间对当时宋末金初民间滥用宋代《太平惠民和剂局方》中的温热香燥之药物提出质疑，认为“六气皆从火化”，风、寒、暑、湿、燥、火都可以化生火热病邪侵袭人体，因此针对当时热病流行的情况，刘河间倡导治病多用寒凉药，由此而创制防风通圣散、天水散、双解散等著名方剂；张从正长期行医于民间，认为疾病的本质就是邪正之间的斗争，而“邪气不出，与其真相搏，乱而不去，反还内着”，因此治病应当首要祛邪，通过灵活运用发汗、呕吐、泻下三法以攻邪，邪去之后再行扶助正气之法，以达邪去正安之目的；《黄帝内经》中曾提到“有胃气则生，无胃气则死”的思想理论，生活于金元时期的李东垣受其启发，认为日常生活中的饮食失节、寒温不适、劳役所伤以及七情失常等问题都非常容易导致人脾胃受损、不思饮食，进而导致人之正气衰弱，正不胜邪，最终引发多种病变，由此李东垣提出“人之百病皆由脾胃衰而生”、治病应当重视调理脾胃和培补元气以扶正祛邪的学术理论，成为后世脾胃学说和“补土派”的创始人，其所创制的千古名方补中益气汤迄今仍是升阳益气的代表性方剂；朱丹溪则深受宋代理学影响，著有《格致余论》一书，此42篇医论以《相火论》和《阳有余阴不足论》两篇为重点，充分阐述了他强调“滋阴降火”“保护真阴”的医学理论思想。金元时期作为中医发展史上一个新学肇兴、百家争鸣的重要发展和创新阶段，不仅体现了中医基于实践、开放包容的学术理论特色，更是对后世明清各医学流派的形成和繁荣起到了极为重要的推动作用。

明清时期是我国封建社会发展的后期，一方面，生产力水平得到极大的提高，商品经济开始得到较快发展，科学、经济、文化的快速发展为传统医药学的创新进步提供了重要条件；另一方面，与世界的沟通与联系更加广泛，大量的药物、香料通过陆路与海路进入中国，极大地丰富了我国的药物学领域。明代医药家李时珍综合梳理了历代二十余种本草学著作，又亲赴各地采集标本、开展实践研究，同时结合自己对中药药性的理解，最终写成中国古代中药学集大成之作——《本草纲目》，是世界上首本对药用植物进行科学分类的巨著，迄今对于中国乃至世界药物学研究仍具有举足轻重的影响。此外，明永乐年间，周定王朱橚主持编纂了我国现存最大的方书——《普济方》，全书共426卷，方脉、药性、运气、伤寒、外科、杂病、妇儿、针灸和本草各内容无所不包，是明以前方书之集大成者，其中保存了很多宋元时期因战乱已经亡佚的方剂和许多民间流传的单方验方，是明代重要的中医药总结性著作。明清时期各种天灾瘟疫肆虐，据史书记载，明代的276年间共发生大规模瘟疫有64次，而清代统治的267年间有记载的大疫则有74次之多。瘟疫的横行导致百姓人心惶惶，但此时的中医主要受张仲景《伤寒论》的影响，多用传统伤寒之法治疗瘟疫，却往往不得善果。在这种紧迫的现实情况下，众多医家开始将视线投到急性外感热病领域，由此形成了以吴又可为代表的温病学体系，诞生了闻名后世的“温病四大家”——叶天士、薛生白、吴鞠通、王孟英。吴又可为明末清初的著名医家，在亲眼目睹瘟疫所造成的“一巷百余家，无一家；一门数十口，无一口仅存者”的悲剧之后，深受触动，立志投身于外感温病的研究，认为温疫不同于传统的外感疾病，而是非风非寒、非暑非湿、非六淫之邪外侵，乃天地间的“疠气”所致，撰有《温疫论》一书，被后世尊为温病学的创始人。在“温病四大家”的影响下，温病学的发展日臻完善。叶天士创造性地提出卫气营血辨证法，提出温病的病邪“首先犯肺，逆传心包”，明确了温病的传变途径，代表作有《温热论》，是温病学派无可争辩的奠基人物。薛生白与叶天士同时代且齐名，曾有著名的“叶雪之争”逸闻，其重点研究湿邪与热邪相合为病的特点，所著《湿热条辨》一书影响颇大。吴鞠通原为儒生，由于其父亲、侄子等亲人先后感染温病而亡，遂决心投身医学领域，他在吴又可《温疫论》的启发下，在叶天士温病理论的基础上，结合自己的总结分析，创立了完全独立于伤寒六经辨证之外的温病学说三焦辨证纲领，撰有《温病条辨》一书传世。王孟英在前人的基础上，在理论和临床实践两方面对温病学做了全面总结，一生著述颇多，其温病学理论思想多体现于《温热经纬》一书中，其对当时霍乱肆虐的研究主要著录在《霍乱论》一书中，此外还传世有其个人的临证医案《王氏医案》、个人的行医心得《归砚录》等。自清代中期始，随着西方医学的大量传入，许多医学先驱开始探索中西医药学的汇通与融合之路，“中西医汇通学派”创始人唐宗海主张中西医学理论上的交融汇通；张锡纯则尤其注重中西医在临床实践上的融合，其在诊病过程中常常中西医药并用，著有《医学衷中参西录》一书。

民国时期特殊的历史和社会环境造成了中医药格局的剧烈变化，即便在这种特定的历史条件下，中医界人士仍然坚持以维护人民的健康、保障中华民族的繁衍昌盛为己任而奋斗不止。新中国成立以来，党和政府高度重视并大力支持中医药的发展。毛泽东主席曾指出“医道中西，各有所长”，“中国对世界有三大贡献，第一是中医”，更作出重要批示——“中国医药学是一个伟大的宝库，应当努力发掘，加以提高。”随着十一届三中全会明确指出“中医、西医、中西医结合这三支队伍都要大力发展，长期并存”，以及《中华人民共和国宪法》正式列入要“发展现代医药和我国传统医药”，我国的医药事业开始步入新的历史时期，中医药的发展也进入历史的转折点，中医医疗、教育、科研、产业、文创、对外交流等各项事业全面开花。近年来，中医药事业的发展尤其迎来了天时、地利、人和的大好时机，习近平总书记全方位界定了中医药的历史和现代价值，指出：“中医药学凝聚着深邃的哲学智慧和中华民族几千年的健康养生理念及其实践经验，是中国古代科学的瑰宝，也是打开中华文明宝库的钥匙。”习总书记还对中医药的未来发展提出殷切希望：“中医药是中华民族的瑰宝，一定要保护好、发掘好、发展好、传承好。”当前，中医药与西医药优势互补，相互促进，共同为民众健康保驾护航，已经成为新时代中国特色医药卫生与健康事业的重要特征和显著优势，更是助力“健康中国”建设、实现“中国梦”的重要一环。2016年12月25日，《中华人民共和国中医药法》正式公布，于2017年7月1日起施行，第一次从国家法律层面明确了中医药的重要地位、发展方针和扶持措施，这是中医药发展史上具有里程碑意义的大事。2019年，中医药学首次被纳入世界卫生组织（WHO）第11版《全球医学纲要》，中医药正用中国的传统智慧保障着世界人民的健康，她是人类健康命运共同体的缔造者之一，更是中国文化走向世界的靓丽名片。

第二节

中医药的本质

2019年10月，在全国中医药大会召开前夕，习近平总书记对中医药工作作出重要指示："中医药学包含着中华民族几千年的健康养生理念及其实践经验，是中华文明的一个瑰宝，凝聚着中国人民和中华民族的博大智慧。新中国成立以来，我国中医药事业取得显著成就，为增进人民健康作出了重要贡献。"同时，习近平总书记强调："要遵循中医药发展规律，传承精华，守正创新，加快推进中医药现代化、产业化，坚持中西医并重，推动中医药和西医药相互补充、协调发展，推动中医药事业和产业高质量发展，推动中医药走向世界，充分发挥中医药防病治病的独特优势和作用，为建设健康中国、实现中华民族伟大复兴的中国梦贡献力量。"李克强总理也指出："中医药学是中华民族的伟大创造。在推进建设健康中国的进程中，要坚持以习近平新时代中国特色社会主义思想为指导，深入贯彻党中央、国务院决策部署，大力推动中医药人才培养、科技创新和药品研发，充分发挥中医药在疾病预防、治疗、康复中的独特优势，坚持中西医并重，推动中医药在传承创新中高质量发展，让这一中华文明瑰宝焕发新的光彩，为增进人民健康福祉作出新贡献!"孙春兰副总理出席全国中医药大会时表示："要深入贯彻习近平总书记关于中医药的重要指示，认真落实李克强总理批示要求，遵循中医药发展规律，坚定文化自信，深化改革创新，扎实推动《关于促进中医药传承创新发展的意见》落地见效，走符合中医药特点的发展路子。完善服务体系，鼓励社会力量办中医诊所等医疗机构，改革院校和师承教育，提升临床诊疗水平。挖掘民间方药，建设道地药材基地，强化质量监管。深化医保、价格、审批等改革，促进科技创新和开放交流，推动中医药高质量发展。”在党和国家领导人的深切关怀和鼎力支持下，中医药事业迎来了属于全行业的天时、地利、人和之大好局面、大好态势。但良好的局势也意味着更加艰巨的挑战，如何把握时机、找准方向、切中要点地发展事业、提升学科、完善体系，是每一位当代中医人必然要承担与攻坚的重任。只有在最好的时代尽最大的努力，才能不辱使命、不负众望、不耽韶华。诚如习总书记对于中医药学之地位与内涵作出的诠释，这门学科是中华文化之“瑰宝”，蕴含民族之博大智慧，我们有必要探索与研究这一瑰宝的本质、这一智慧之内涵，才能更好地遵循中医之发展规律而“传承精华，守正创新”。

说到中医的本质，归根结底是一门医学，但因其研究方法之独特、观察视角之宏大、思维模式之系统而又不仅仅囿于医学范畴。了解中医药学的人都知道中医历史源远流长、理论博大精深、文献汗牛充栋，难以一言以蔽之；不了解中医药学的人则觉得中医传统而守旧、泥古而难化、玄深又艰涩。事实上，中医药学相较于单纯的医学来说似乎抽象，但并非不可言说；相较于现代化的其他学科而言似乎循旧，但并非抱残守缺。下面我们从五个方面来全面地认清中医的本质。

一、医源自然本质

中医药学自始至今未曾丢弃的底色本质，便是其始终亲近自然、遵循自然、效仿自然的医学起源模式。这种本质源于中医药学学科建立过程中所依傍的两个层次的主要视角：一方面，在追求真理的过程中、医学规律的凝练中、理论体系的构架中，中医药学始终遵循由大自然呈现出的基本规律与法则，正如“通天下一气耳”这一世界观或者宇宙观所启发，进而衍生出医学上的整体观念或者说系统观；通过节气交替、日夜更迭等所认识到的“天道圆”之循环往复规律，以及观察物候变化、物理性质所认识到的“地道方”之万物长养法则，并由此启发出了阴阳五行思想，进而据此互联万物、辨列异同而形成达观变易的辩证方法论；这些内容即是中医先贤从宏观的自然规律视角中审视医学而形成的医学规律认识。另一方面，即在医学行为实践或者临床应用中尽可能地在方法上效法自然或在取材中利用自然；如在治法上，利用大自然趋利避害的天然生物属性在疾病救治中应用寒者温之、热者寒之、虚者补之、实者泻之等基本治法；如在药物应用上，就地取材存在于大自然的动植物和矿物；在治疗中，力求激发机体自然的抗病能力，而针石药物的运用则以保障生命机体的自然完整性为前提，等等。这种在医学思考中遵循自然规律、在医学方法中效仿自然法则、在医学实践中尊重天然属性、在药物采撷中汲取自然资源，即是将“天命”与“人命”相统一、“天道”与“医道”相贯通的医源自然本质。这种在自然研究中探寻医学问题的研究方式既是人与自然和谐之道的高级演绎，也是值得现代医学重视、反思和借鉴的重要医学研究模式。

二、医凭文传本质

中医药学之学术传承与中华文化密切相关，其孕育于中华传统文化，经由医学演绎后又能反哺中华文化。几乎所有学科在学术撰述中必然要经历文明的加工与凝练而形成文字或者语言流传于世，中医药学也不例外。因此中医药学这一门最初建立于散在救治经验基础上的医学学科，其理论体系的构建及传承便经由中华文明的浸润而充分汲取了其中的精粹哲学和人文思想，因此呈现出强烈的“医凭文传本质”。基于这一本质，我们看到的中医学经典理论言辞简约而意蕴博大、理论深奥且智趣非凡，这不仅是中华文化之语言的魅力，更在于语言的背后承载了深邃的哲学智慧和高尚的人文关怀。就哲学而言，如“和实生物”孕育的医学和谐之道，使得中医学讲求“谨察阴阳所在以调之，以平为期”之“平”；讲求“慎勿太过与不及”之度；讲求“中病即止”之“中”与“止”，这些强调程度适中的医学观便是中医鲜明的特色之一。此外，还有如“君子以思患而预防之”等思想孕育的中医学之治未病观，讲求“未病先防，欲病救萌，已病防变，病后防复”。中医药学阐发医理而不拘泥于医学，反而汲取哲思而升华医学思想，这种充满哲思的医学认识有着高瞻远瞩的指导意义，因此使得其学术发展源远而流长。另从人文道德方面来看，历代医家在医学研究及传承中，始终把德行放在极其重要的位置，从《黄帝内经》“天覆地载，万物悉备，莫贵于人”之“人本”思想，到扁鹊“六不治”之有礼有节的行医准则，张仲景之“上以疗君亲之疾，下以救贫贱之厄，中以保身长全、以养其生”之“医学普济”观，还有孙思邈“大医精诚”的全面医德要求，可以说，中医药学术发展史同样是一部蔚为大观的医德传承史或者说人文医学史。诸多医家无不在输出学术观点的过程中反复强调医乃仁术、德求至善的价值观。由此观之，中医药学在文辞撰述技术的同时，也不断输出“止于至善”的哲学思想与人文道德，在一定程度上形成了哲学、医学、人文的高度统一，也因此促成了这一学科在哲学智慧的指导下、人文德育的影响下而历久弥新。这种文化与医学的有机结合、哲学与医理的渗透互参、人文与技术的紧密联系是中医药学带给世界医学乃至其他学科宝贵的学术传承智慧。

三、医以行知本质

毫无疑问，医学的目的在于维系健康、对抗疾患乃至探索生命，其根本在于医学的实践服务，但中医药学之特别就在于，虽其哲思高瓴深邃、人文宽厚有情、文化睿智达观，但万般不离其医学宗旨，始终能发乎医学而服务于医学，此即为“医以行知本质”。要知道，无论我们是从高纬度的哲学角度升华医学经验，还是出于人文关怀而注入温暖的道德精神，中医药学在学术理论体系构建的过程中始终不会离开医学的原始使命——即“济世活人”为核心。因此，其理论高深皆发乎临床，其术器宏丰皆服务临床。中医药学作为一门尤其注重实践的学科，其医学理论均是以防治病患、服务临床为核心而构建的。

如前所述，中医药学之所以能源于经验而成熟为经典理论，在于其产生发展过程中充分地汲取了中华传统文化的博大智慧。但医学存于世不以其文化而在其临床。因此中医药学理论体系的发展演化是一个边汲取文化智慧边经由临床校验的过程，由此哲思、人文、医学融汇互参，体现出富含智慧且实用有效的特色，也由此成就了其成为中华文化智慧指导下能指导实践应用的最佳学科典范，因此具有了成为“打开中华文明宝库的一把钥匙”的学科资格。正是这种医学构建中知行合一的特质，才使得中医药学之理论、临床、药物研究及其他医学器具发明应用能紧密结合且彼此依存。因此，历代医家在学术传承中，既是理论家，亦是临床家，更是药物及其他器具的发明研究者，甚至在临床中没有过于细化的分科现象，也由此，中医药学在医学研究中具有了全面性、融通性的特色，而不需要格外的医学转化。中医药学的生命力在于临床，虽然其学理构建形成了包罗万象的体系与内容，但医以行知的本质使得中医药学之理论认识能万变不离其宗地指导临床实践，这种理论与实践结合的紧密程度是现代医学理论研究中必然要重视的宝贵思路。

四、医重防治本质

医重防治是中医药学在医学服务中的独特本质，指的是中医药学在医学中既重视“治病”，也重视“预防”，甚至可以说借由丰富的“治病”理验，而在医学追求上更为重视“预防为主”。众所周知，就医学而言，预防与救治理应是医学应当发挥的两大重要任务。从一定意义上来说，预防甚至比救治更为重要。从现实上来看，现代医学主流内容仍以“治大于防”为趋势。但事实上，对于中医药学而言，如前述所提之“治未病观”，历来为医家们所倡导。如古语有“上工不治已病治未病”“上医治未病之病”“见肝之病知肝传脾，当先实脾”等，均是传达对于未病先防、防患未然之思想的崇尚。因此，经由历代医家的理验积累，中医药学具有丰厚的养生保健及康复保养的相关方药技术，故而有能力为将治病为主流转化为防病为主流的未来健康领域提供巨大的技术支撑，也理所应当能够在治未病领域发挥绝对的主导作用，这正是中医药学“防治并重”本质之特色与专长。

但不能忽视的是，虽说中医崇尚“上医治未病”，但其核心仍不离最基本的医治功能。所谓“上医”，必然是理验俱丰、德艺双馨的临床家，在治病经验丰富的基础上具有治未病的思想及能力。可以说，治未病是一种医学技艺的至善追求，而非忽视治病另专攻预防。总体来看，中医药学崇防且擅治，进而才能有机地将防治结合。正如习近平总书记在2016年8月19日出席全国卫生与健康大会的讲话中指出：“我国卫生与健康工作方针是：以基层为重点，以改革创新为动力，预防为主，中西医并重，把健康融入所有政策，人民共建共享。”预防为主的卫生事业改革势在必行，而在此形势下，中医药学防治并重之本质必然能够进一步地发挥更大作用、提供更多智慧。

五、医达常变本质

所谓医者易也。在医学的研究中，我们既要循察规律、总结法则，也要知常达变、求同察异。在这一点上，显然中医药学的理、法、方、药给予了我们很好的示范，这正是其“医达常变”的本质体现。众所周知，医学本就是一个复杂问题，中医药学在解决复杂医学问题的过程中，既具有普遍一般规律的总结和推演，又能实事求是衍生常规而灵活变通，形成了能不拘一格而知常达变的特色。如中医药学在整体观念的主导下能宏观、系统地对天文、地理、人事进行普遍联系，同时围绕人体对脏腑经络、组织官窍、生理心理等进行符合临床实际的有机联系，因此形成了对于生理、病理认识的一般规律。这些一般规律对于复杂多变的临床情境虽有高屋建瓴、提纲挈领的指导意义，但具体到个人的不同情形又有千差万别的各异状况，因此基于整体观念在医学实践中衍生出更为实用的辨证论治特色，从而在临床论治中能既讲原则又灵活制宜，充分完善了医学实践能力。也正是基于这一本质，我们才能看到历代医家在传承精华的基础上不断守正创新，面对疾病谱的变化、时事物候的变迁、体质环境的变动、医学境况的变异，中医先贤们不断进行着医学理论的革新，如宋代钱乙对于小儿的生理病理认识和脏腑辨证，金元时期刘完素对于火热病机的辨识、张从正对于临床治法的攻邪认识、李东垣针对内伤病症阐发的脾胃论、朱丹溪立足生理阐发的滋阴论，还有明代温补脾肾的温补派以及清代对抗温热病的温病学派，乃至清末民初探讨中西医结合的中西医汇通学派等。

中医学“医达常变”本质中的“常”与“变”是充分融合而并不矛盾的，不会因“常”而主动忽视实际情况将医学模式固化、临床方药定式，也不会因为“变”就摒弃基本原则、客观规律而莫衷一是、流散无穷；其重点在于“知常”才能“达变”，唯有把握万变不离其宗的高度原则理论，在面对复杂医学问题时才能“达变”游刃有余。这一中医药学独到的临床智慧，必然会随着医学形势的日益复杂而为世界医学所认可和学习。

总体来说，因为中医药学术体系在千百年发展过程中始终将整体观念放在首位且作为核心，因此其学科理念始终以“普遍联系，系统把握”为中心认识观及方法论，也因此中医药学习惯以仰观天文、俯察地理、中参形神、旁通人事的方式进行医学研究。中医药学在研究中从始至终没有忽视医学问题的复杂性，这一复杂性并不是简单的生理问题或心理问题，其背后蕴含着自然、社会乃至宇宙的问题，因此中医药学在中华传统文化的哲思影响下，更愿意将中医药学所针对的生命、健康乃至疾病研究上升到更具高度的“道”之层面。但“道”不是高深莫测的，其产生有源头、传承有基础、应用有依托，既有自然高度、人文高度、哲学高度，同时又不离临床实践为核心而注重客观医学事实规律。基于此，中医药学具备了上述五大本质。唯有把握本质、探索本质、尊重本质，中医药学才能得到更好的传承、发展与创新。

第三节

中西医学文化的差异

文化是人类社会发展的产物，是人类在几千年的生产生活实践中不断创造的果实，是人类不断摆脱自然控制走向成熟和自由的标志。文化差异是指因地区不同，各地区人们所特有的文化异同而产生的差异。通常，人们把地球分为东西两个半球。由于东西半球的地理环境和气候条件差异很大，因而不仅孕育了不同肤色的种族，形成了不同的生产方式和生活方式，而且孕育了不同类型的文明，产生了不同的地域文化，如饮食文化、建筑文化、宗教文化、政治文化、医学文化等。从一定意义上讲，人类文化的差异性主要表现为地域性和民族性。

中西医学是当今世界并存的两大医学体系，两者产生于不同的地理环境、语言文字、人类活动和文化传统。同时，中西医学经历了完全不同的历史发展过程，导致两者在理论体系、思维方式、认知方法、价值取向、行为规范、诊疗模式乃至审美意蕴等方面都存在明显差异。中国科学院前院长卢嘉锡院士和路甬祥院士在《中国古代科学史纲》序言中指出："世界上不同的自然地理环境孕育出了不同文明的源头，也形成了不同的对客观世界认识的思维方式。西方的科学注重归纳、演绎、抽象、分析，而中国传统的学术思想则注重有机整体、融会贯通、综合总体和相生相克，以及依靠悟性产生的智慧，深入认识客观世界的本质。这两种学术思想体系的区别，一个最典型的例子有如西医与中医。”学者熊月之先生也如是说：“西医最得西方古典科学重具体、讲实证的精神，中医最得中国传统文化重整体、讲联系的神韵。如果在各种学科中，举出最能体现中西文化特征的一种，我以为医学最为合适。”1981年诺贝尔文学奖获得者埃利亚斯·卡内蒂说：“中华文化可能是世界上唯一能够感召人们不要碌碌无为、不要虚度一生的文化。中华文化遗产之丰富恐怕首屈一指，它不仅是在人文科学领域，而且在医学文化方面也居于遥遥领先的地位，因为中华文化把世间一切有价值的东西都放在生命里。那么，在有关生命的所有认识论和方法论中，中西方文化凝聚的差异最为显明就不足为奇了。”

中医学是在中国传统文化土壤中形成和发展起来的医学体系，与人文社会科学紧密联系。它以元气论为哲学基础，坚持有机论、整体观，注重自然、环境、人体、心理诸要素的综合作用，运用宏观系统辨证的方法，从整体的、连续的、运动的角度来研究生命和疾病，通过望闻问切四诊法来收集生命的信息，以扶正祛邪、调节平衡的观点来治病救人。中医学以“天人合一”为核心精神，尊重自然，顺应自然，遵循自然之道，充分利用自然之力和人体的自我调节、自愈能力以达到治病、延年、益寿的目的，强调人类应当积极地去适应自然界的变化，与大自然保持一致，主动地养生防病。西医学是以古希腊、罗马医学为基础，在西方现代文化和科学背景下形成的医学体系。它以古希腊哲学的原子论为基础，坚持机械唯物构成论，运用分析还原方法，从局部的、间隔的、静止的角度分析人体的结构和功能，准确找准病因、病理和病灶。西医学和自然科学紧密结合，以近代物理、化学、生物学、数学等学科知识为依托，运用实验、逻辑、数学等方法，以解剖学、生理学、病理学、药理学、病原生物学等为基础来构建自己的理论体系。西医学主张天人对立和物我分离，遵循“征服自然”的思维，存在着明显的欲凌驾于自然规律之上、想要支配自然界的倾向，甚至提出了“改造生命、提高生命、发展生命”的口号。西医用对抗手段战胜疾病，用手术疗法割除病变部位，用各种化学药物抗菌、抗癌、抗病毒、抗增生、抗衰老、抗纤维化等，以期直接消除实体病因、病灶。

要说明的是，尽管中西医学分属于不同的医疗系统，但两者都以人体的生命、健康与疾病问题为研究对象，以提高医疗卫生服务水平为研究目标。只是由于根植于不同的哲学文化背景，两者之间的差异十分显著，突出表现在文化背景、学科属性、医学模式、诊疗思维、发展特点、治疗特点等方面。

一、文化背景差异

文明有多种划分法。按照生成地域划分，可以分为大陆文明（大河文明）与海洋文明。大陆文明（大河文明）是指以大陆（大河）为生成背景的文明，海洋文明是指以海洋为生成背景的文明。由于文明发祥地的自然地理环境不同，造成了不同文明在发展过程中出现很大的差异。地理环境、自然资源的差异性，是人类分工的自然基础，它造成世界各民族物质生产方式的差异，而生产方式的差异又导致了文化类型的不同，直接影响各地域民族的生活方式、思维方式和价值取向。

中西医文化分别起源于两种不同的文明，中医文化起源于大陆文明（大河文明），西医文化起源于海洋文明。正是文化源头的差异导致两种医学走向了不同的发展道路，亦是导致两种医学在理论体系和临床实践中始终难以进行有效沟通与有机融合的根本。

中医学起源于中国古代文明，具有极其鲜明的中华传统文化特征。从地理位置来看，中国地处内陆，地理环境相对封闭，以自然经济的生产方式为主，在本质上属于内陆文明，生活方式相对稳定，日出而作，日落而息，凿井而饮，耕田而食，男耕女织，世代相传。这种保守性、内向性、知足常乐的性格特征，表现出缺乏创新精神，注重整体价值，看重亲情、血缘关系，富于人情味，崇尚以和为贵；思维方式较内敛，不好张扬，长于形象思维，善于综合；在天人关系上，强调“天人合一、敬畏自然、顺应自然”。

西医学起源于西方文明。西方文明的发祥地是浩渺无垠的地中海，地中海地区的民族较早摆脱了农业耕作，而以海上航运、海外贸易为主要经济方式，在本质上是一种海洋文明。人类从陆地进入海洋，本身就意味着一种挑战，征服海洋会培养和激发人的创新和进取精神。海洋文明是外向拓展型文明，在不断向外拓展和商业贸易中，表现为征服、殖民、开拓、进取、冒险，不满足于现状，有着拓展的眼光，愿意去接触、尝试和征服新发现的事物；崇尚丛林法则，崇尚个人力量，信奉竞争生存的斗争哲学，带有强烈扩张主义、重商主义和物质享乐主义色彩；把个体看作是其核心价值，主要表现为追求个人自由、个人自立、自由思考和自由选择。黑格尔在《历史哲学》中热情洋溢地盛赞大海：“大海给了我们茫茫无定、浩浩无际和渺渺无限的观念，人类在大海的无限里感到他自己的无限的时候，他们就会被激起勇气，要去超越那有限的一切。大海邀请人类从事征服，从事掠夺，但同时也鼓励人类追求利润，从事商业……平凡的土地、平凡的平原流域把人类束缚在土地上，把他卷入无限的依赖里边，但是大海却挟着人类超越了那些思想和行动有限的圈子，随身带着他那人造的地盘，船——这个海上的天鹅，它以敏捷巧妙的动作，破浪而前，凌波以行。”黑格尔不仅唱出了一曲西方人的海洋颂，也道出了海洋民族的禀性和特征。

首先，要说明的是，人类文明的产生是多元的。大陆文明与海洋文明尽管存在着明显的差异，但是在整体上并无高下之别，两者彼此取长补短，彼此互动，在相互冲突中前进，在相互交融中发展，都对世界文明的发展产生重要影响，都是人类共有的不可缺少的珍贵遗产。

其次，从社会历史的变迁来看，中西医学在早期都共同经历了起源、巫史医学、经验医学等阶段。总体上看，13世纪以前的中医学一直处于世界领先地位，远远领先于西医学。然而文艺复兴以后，欧洲自然科学开启飞跃式的发展，自然科学的发展也带动了医学的发展，西医开始大踏步地前进。此时的中医虽然也在缓慢地发展，但与西医的差距不断被拉大。中西医学不同的发展轨迹也与两种文化有着密切的关联，中医根植于农业文化，而西医兴起于工业文化。两种文化造成思维习惯、认知等方面有诸多不同。譬如，“男耕女织”“日出而作，日落而息”是中国古代劳动人民基本的生活模式，自给自足是农业社会的一个重要特点，以致人与人之间、地区与地区之间的互相交流很少，从而造就了中华民族唯我独尊的心态。并且，生产的确定性带来的是社会关系的确定性，生产和社会关系的确定性进而造成社会结构的超稳定性，这种超稳定性表现在医学上就是《黄帝内经》《伤寒论》等被树立为经典，两千多年来未有改变，新的思想一旦萌芽就被群而攻之，惨遭扼杀。在医学上的体现就是“上以疗君亲之疾”，要事君、要奉亲、要嗣子，并以此为出发点。在医业的继承与人才培养方面，则表现出承启家学、秘不外授、世代相传等特点，这不仅限制了中医学的发扬光大，也导致许多优秀的中医文化遗产中途失传，后继无人。此外，中国的科学技术重经验、继承和积累，对历代资料重收集与整理，而缺乏创新精神。在医学上则表现为千年来仍然沿用传统的望闻问切等手段来确定病情，现代科学技术并没有运用到医学中来。由于农耕生活讲求天时地利，顺应自然规律，因此，农业文明强调的是“天人合一”，不仅崇尚人与自然的和谐，而且倡导人与人、国与国间的和谐。由此，中医治病亦强调“天人合一”的整体观，要求顺应自然，诊断病情凭医生的感觉，治疗用的是草药，甚至可以与疾病和平共处等。相对而言，由于商业流通的特性，西方则形成了思想开放、不拘泥于一方、积极拓展、热烈好动的行为方式，在医学上也表现为开放式的体系，能够不断地融合新的思想、新的发明和创造。19世纪末，X射线的发现对临床诊断与治疗起到了很大的作用，电子显微镜的发明使人们对生命的认识深入到超微结构，为病毒形态学研究开辟了一个新的领域，现代医学的每一个进步都与现代科学技术的进步有着极为密切的关系。

总之，与农业文明崇尚和谐不同，西方工业文明崇尚冲突和竞争，对外具有强烈的扩张欲，因为商业资本需要市场，需要资源。因此，医学上，与中医强调“天人合一”不同，西方没有与疾病和平共处的观念，只追求彻底杀死病菌，治好疾病。

二、学科属性差异

从学科属性论，中医学具有自然科学与社会科学的双重属性，而西医学则属于单纯的自然科学。一般而言，自然科学与社会科学的区别主要表现在四个层面，即研究对象、认识主体、研究目的和研究方法。其中，自然科学的研究对象以物为主，偏于客观主义一极，其认识主体是认识对象的旁观者，其研究目的是探寻自然的普遍规律，研究方法大多是采用实证与理性逻辑的客观主义方法。社会科学的研究对象以人与物、人与人之间的关系为主，偏于主观主义一极，其认识主体是直接参与者，认识内容明显带有主观色彩，其研究目的更注重个别事实，研究方法则偏向于依靠直观与体悟等主观主义方法。

首先，从研究对象看，无论是中医还是西医，研究对象都是人。但中医学侧重人体功能研究。一方面，中医学主要探讨人体的生、长、壮、老、已的生命规律，人体的形态结构、生理功能以及疾病的发生发展和防治规律等，因而具有自然科学的属性；另一方面，中医学深刻揭示出，人本身是自然界长期发展的产物，同时，人也是社会长期发展的产物。因此，人体健康与养生必须要与自然变化的规律相适应。同时人生活在社会中，社会环境的变更，社会地位、经济条件的变化，对人体的身心健康也会产生较大影响，因而中医学高度重视从人与自然、人与社会、人与人的关系研究疾病的发生发展，因此又具有明显的社会科学属性。此外，中医学还强调对生命现象的研究。现象是中医学认识人体生命运动，探索疾病的病因病机与防治方法以及判定疗效的切入点，离开了生命运动表现在外的生理与病理的征迹、症状与体征等现象，中医学的基础理论与诊疗体系将缺乏必要的支撑。中医学是通过对生命活动的外在现象的研究来把握人体生命与疾病状态的一门科学，故说现象是中医学的具体研究对象。西医学则侧重于对人体的结构研究。尤其是近代西方医学，在机械唯物主义的帮助下，着重把人的疾病放在物质、生物的层面去考察，运用解剖分析的方法对人体和疾病进行研究，甚至可以撇开整体的人，从系统、器官、细胞乃至分子、原子、基因等层面研究疾病。

其次，从认识主体看，中医学强调医者自身的学识与理解顿悟能力。中医在诊疗的每一步都渗透着医者的主观色彩。西医学的医生与研究者一般而言则是整个认识过程的旁观者，其认识不带个人的专断特征，而是依据实验和设备检测的真实结果。因此，从认识主体的参与与否而言，中医学兼具社会科学与自然科学属性，西医学仅属于自然科学。

再次，从研究目的看，中西医学的研究目的都是揭示生命与疾病的本质规律，由此可知中西医学都属于自然科学。

最后，从研究方法看，传统中医不以解剖学为基础，也不对方药进行结构和有效成分的分析，但却能对人体及疾病进行有效的控制和调节，采用的是一种类似黑箱方法的司外揣内的思路和方法。这种思路和方法的依据是中国古代元气论。元气论是一种动态的功能观察方法，而不是一种静态的形态解剖方法。中医学认为“有诸内必形诸外”。因此，通过司外揣内就可以推测人体的内在结构和功能。中医的经络脏腑、精气神、病因病机、四诊八纲、辨证施治、药性药味、方药理论等基础理论，总体上都是按司外揣内的思维方法进行的。而西医学采用的是直观形态观察法、控制实验法与还原法等，故属于自然科学。

总之，通过对研究对象、认识主体、研究目的与研究方法四个层面的分析，可见，中医学既属于自然科学又具有社会科学的属性，而西医学则属于自然科学。

三、医学模式差异

医学模式是指在不同历史阶段和不同科学发展水平条件下，人类为保护自身健康与疾病作斗争时观察、分析和处理各种问题的标准形式和方法。由于医学是人们在认识自然与改造自然的过程中产生的，因此，医学的发展深深受着不同时代人们自然观的影响。而自然观的产生经历了古代朴素唯物主义自然观、中世纪宗教神学自然观、近代机械唯物主义自然观、现代辩证唯物主义自然观等发展阶段。因此，医学也相应地有神灵主义医学模式、自然哲学医学模式（整体医学模式）、生物医学模式、生物-社会-心理医学模式、生物-心理-生态医学模式等发展阶段。

从医学模式而论，中医学为整体医学模式，西医学则主要为生物医学模式以及在此基础上发展起来的生物-社会-心理医学模式。整体医学模式是指人们用整体性的观点和方法研究、认识和处理疾病与健康问题的医学模式。整体观是中医学的学科特质，其辨证论治与治未病的思维方式都是整体性思维方式的延伸。中医学的整体性思维具体表现在人与外部自然和社会环境的和谐，人的生理和心理的和谐，人体生理上脏腑、气血、经络的和谐，这也是评判一个人健康与否的标准，即“阴平阳秘”。这三者之间一旦出现了“不和”就意味着疾病的产生，扭转失和的状态就能将人体恢复到阴阳脏腑气血调和。与自然、社会环境和谐相处的健康状态，是治疗疾病的关键，也是治疗的目的，故中医学是整体医学模式。生物医学模式则认为每一种疾病都可以在器官、组织、细胞或生物大分子上找到形态结构或生化代谢的特定变化，且可以确定出生物、物理、化学的特定原因，并能找到对应的治疗手段。这一模式在传染性疾病、寄生虫病与营养缺乏病的治疗上疗效显著，但其缺陷也是明显的，即偏离了人的“完整性”。仅仅把人当作一个由各个系统、器官、组织等形态组成的机器，这也是西医学受人诟病的一大原因。随着疾病谱的改变与健康定义的完善，人们发现与心理性、社会性因素有关的疾病日益增多，而这一切又超出了生物医学模式的能力范围。因此对生物-社会-心理医学模式的呼声越来越高。现代西医学总体上还处于生物医学模式阶段，但随着与心理、社会相关的疾病越来越多，巨大的社会需求与医学自身的发展要求将推动着医学模式朝生物-社会-心理模式和整体医学模式转变。

四、诊疗思维差异

从诊疗思维论，中西医学则拥有完全相反的诊疗思维。中医学是包容性思维，主张非定点清除致病因子；西医学是对抗性思维，主张定点清除致病因子。

医学的诊疗思维根源于其地域环境中生活的人们的生存方式与哲学本体论思想。由于陆地性地理环境、相对的文化隔绝机制、适宜的气候条件，使得中国古代很早就开始了以农牧业为主的生产和生存方式。农牧业的收成除了受土壤、劳动影响，还与自然气候直接相关，故人们为了农牧业的丰收必须顺应自然，同时人们也认识到一些疾病与自然气候存在着一定的相关性。为了生存，人们的生产生活必须与天相应，久而久之就形成了一种包容顺从的心态。中医学也是人类生存的产物，故其拥有包容性思维。中国古代气一元论的哲学本体论思想认为元气是一种混沌未开的本原之气，是世界的物质本原。中医学吸收了这一理论，认为气是生命的本源，气是构成生命的基本物质。气的运动被中医学称为“气机”，气机的升降出入正常就是生理状态，否则就是病理状态，治疗时通过对气机的调节恢复生理状态，而非清除致病因子。古希腊的地理环境与气候条件使得人们不能通过顺应自然而生存，其发达的航海、商业则需要发挥人们的能力与自然争生存，对抗性思维由此萌芽。古希腊人们在与自然和社会的争斗中，逐渐形成了以原子论为主导地位的自然观。原子论认为原子是一种不可再分的细小颗粒，它通过不同的排列组合形成世间万物。这种自然观对西医学的影响主要体现在西医学把人体看作是由原子或元素组合成的一种物质构成，是可分解的。人体的组合机制决定着解剖、分解和还原思维成为西医学主要的研究思路。故西医学的诊疗思维为对抗式思维与定点清除致病因子。

五、发展特点差异

从发展特点论，中西医学的发展特点呈现出中医学起点高、发展慢与西医学起步晚、发展快两种截然相反的状态。

中医学是涉及多学科的复杂医学，历代中医学对人才的内在要求都比较高。中医人才不仅要求能懂理、法、方、药，更要在这个基础上背诵大量的中医经典著作与方剂。要求有“上知天文、下知地理、中通人事”的渊博知识，还要求有丰富的想象力与较高的德行，故说中医学的起点高。而中医学的起点高，导致能真正系统掌握中医理论与临床诊疗技术进而窥探生命的医家少之又少，且窥探到生命之理的医家又不能将自己所掌握的信息完完全全保留下来，这也一直是中医传承与发展难以突破的难题。中医学在两千多年的发展过程中，其基本理论、医学模式、思维方法、临床诊断方式、获取新知途径等基本上都处于封闭状态。因为中医药体系从理论到临床无须转化，在一定阶段能呈现出完满自足的状态，只有到了疾病谱发生大的变化而原有理论无法对其进行合理解释时，才会出现理论上的突破创新，且这种创新还是建立在原有理论体系之上，是对这一体系某一方面的补充。一旦补充完毕，它又会继续呈现出完满自足的状态，因而说中医学发展慢。西医学直到19世纪哈维创立血液循环学说才开启了现代医学之门，之后就通过不断吸收一切可以利用的现代科学技术成果来发展自己。如通过吸收新技术成果发展出B超、CT、纤维内镜、核磁共振、导管支架、生化及分子和离子等先进技术和设备。在医学理论实践的研究中，西医学也不断吸收新的方法，如系统论、控制论和信息论等。在学科发展中，西医学则通过与其他基础学科的交叉不断形成新的学科，如生物医学工程、生物统计学等。随着观察实验技术的提高，西方医学开启了火箭式的向前发展，其研究不断朝微观方向深入，现在已经发展到了分子乃至量子水平。西医学的发展从19世纪开启到现在仅三百余年，故说其起步晚，短短三百年间就占据了世界医学系统的主导地位，故说其发展快。

六、治疗特点差异

从治疗特点论，“观其脉证，知犯何逆，随证治之”与“中和”是中医学的治疗特点。强调数据支持、临床路径、介入、干预则是西医学的治疗特点。

中医主张“观其脉证，知犯何逆，随证治之”，简而言之就是辨证论治。“观其脉证”即以望闻问切四诊为手段采集临床资料，通过四诊合参获得“主证”，“知犯何逆”即通过“审证求因”与“求因明机”的思辨获得病机的“主变”，“随证治之”即针对“主证”“主变”抓“主方”。在辨证过程中，首先明确病位与病性，其次追寻病因与病机，以审查身体不和的根源。遣方用药的过程中在顾护正气、顺应和激发人体“阴阳自和”能力的前提下，注意用药的“中和”。中医学的诊疗特点强调“个性化的辨证论治”和顺应“阴阳自和”以达“中和”。而数据的支持是西医学确诊的前提，没有数据西医就无法确定疾病的性质。

不同于中医学的“个性化辨证论治”，西医学强调“临床路径”的建立，即针对某一疾病建立一套标准化治疗模式与治疗程序。一方面，有利于多科室医护工作人员之间的协调；另一方面，可避免不同医生之间治疗方案的随意性，以期提高医疗的准确性与预后的可评估性。西医学的对抗性思维与还原论主张决定着“介入疗法”与“干预疗法”是其解决问题有效且安全的手段，如介入治疗因其创伤小、疗效高、可重复操作等特点，对肝癌的治疗作用显著，使其成为目前公认的除手术外治疗肝癌的首选方法。

综上，中西医起源在文化背景、学科属性、医学模式、诊疗思维、发展特点以及治疗特点上都具有明显的差异。中西医学分属于不同的医学体系，我们不能因为两者之间存在差异就去否认对方，而应该尽最大的努力去发挥两者各自的优势。关于中西医学孰优孰劣的问题，毛泽东在读书笔记《讲堂录》中曾做过这样的评价：“医道中西，各有所长，中言气脉，西言实验。然言气脉者，理太微妙，常人难识，故常失之虚；言实验者，专求质而气则离矣，故常失其本，则二者又各有所偏矣。”可见，西医有西医的标准，中医有中医的标准，我们不可以用西医的标准来简单评判中医的好坏和优劣，反之亦然。我们应牢记“和实生物，同则不继”（《国语·郑语》），做到“君子和而不同，小人同而不和”（《论语·子路》）。西医学是由局部到整体，由分析到综合，在革命中建构，在革命中创新。而中医学是由表及里，由本及用，在传承中运用，在传承中发展。两者只是人类认识的不同领域、不同方法、不同道路，最终殊途同归。因此，我们应在此基础上努力寻求两者之间的共同点与交融的契合点，以共同促进医学的发展，为人类健康服务。

第四节

中医药的特色与优势

习近平总书记指出："中医药学包含着中华民族几千年的健康养生理念及其实践经验，是中华文明的一个瑰宝，凝聚着中国人民和中华民族的博大智慧。"作为中国优秀传统文化的重要组成部分，几千年来，中医药不仅为中华民族的繁衍昌盛做出了不可磨灭的贡献，而且对世界文明的发展进步产生了十分积极的影响。之所以我国传统医药经久不衰，至今仍然在医疗保健中发挥着不可替代的作用，并且能够在世界传统医药领域处于领先地位，完全是由其理论的科学性和特色优势所决定的。

当前，随着人类疾病谱的变化、健康观念的转变尤其是老龄化社会的到来，中医药学的优势越来越凸显无疑。其特色和优势也越来越被学术界、产业界所重视。由此可见，未来我们如何进一步认识中医药的特色和优势，并在实践中加以发挥就显得尤为重要。

一、何为中医药特色与优势

所谓"特色"，就是区别于参照物或参照对象的特点。"特色"是相对而言的，即一事物区别于它事物所表现出的独特的色彩和风格。特色、特点都是指"特有"而言，强调其"异"，表述不同，没有质的区别。所谓“优势”，是指在一定的前提下，较之参照物或参照对象更为优越和领先的特点。“特长”的长是指特点中的长处，后来衍变为“优势”，即优于一般，长于众者，且其势盛，故称“优势”。上述关于“特色”和“优势”的定义，清楚、明确地说明了特色并不等同于优势，“特色”强调特有、本色、独特的地方，“优势”强调优越于对方、能压倒对方的对己有利的地方和情势。“特色”和“优势”都是相对而言的，都是在比较中存在的。

对于中医药的特色与优势，目前尚无明确的定义和标准。笔者认为，中医学区别于现代医学所表现出的独特的理论体系、诊疗方式、文化属性均可以认为是中医药的特色与优势。特色是一个事物或一种事物显著区别于其他事物的风格和形式，是由事物赖以产生和发展的特定的、具体的环境因素所决定的，是其所属事物独有的。由此可知，中医药的特色应该是在整体观念、辨证论治的特色理论指导下，以中医诊断技术与治疗技术为基本服务形式，实施以患者为中心、集防治为一体的个性化诊疗服务。优势是指处于较有利的形势或环境或在某些方面超过同类的形势，中医药的优势不胜枚举，后面再详细列举。所以特色和优势是不能混为一谈的。中医药作为中华智慧的伟大宝库，只有保持中医的特色，才能发挥中医的优势。

二、中医药之特色

1. 整体观念

整体观念，是中医学关于人体自身的完整性及人与自然、社会环境的统一性的认识。整体观念认为，人体是一个由多层次结构构成的有机整体。构成人体的各个部分之间，各个脏腑形体官窍之间，结构上不可分割，功能上相互协调、相互为用，病理上相互影响。人生活在自然和社会环境中，人体的生理功能和病理变化，必然受到自然环境和社会条件的影响。人类在适应和改造自然与社会环境的斗争中努力维持着机体的生命活动。

整体观念是中国古代哲学思想和方法在中医学中的具体体现，是同源异构及普遍联系思维方式的具体表达，要求人们在观察、分析、认识和处理有关生命、健康和疾病等问题时，必须注重人体自身的完整性及人与自然、社会环境之间的统一性和联系性。整体观念贯穿于中医学的生理、病理、诊法、辨证、养生、防治等各个方面，是中医学基础理论和临床实践的指导思想。

中医学不仅认为人体是一个有机整体，而且认为人与自然、社会也是一个统一体。它以人为中心，以自然环境与社会环境为背景，用同源性和联系性思维对生命、健康、疾病等重大医学问题作了广泛的讨论，阐述了人与自然、人与社会、精神与形体以及形体内部的整体性联系，认为人体自身的结构与机能的统一、“形与神俱”以及人与自然、社会环境相适应是其健康的保证，而这种人体自身的稳态及其与自然、社会环境协调的被破坏则标志着疾病的发生。因此，中医学在讨论生命、健康、疾病等重大医学问题时，不仅着眼于人体自身，而且重视自然环境和社会环境对人体的各种影响。在防治疾病的过程中，要求医者“上知天文，下知地理，中知人事”（《素问·著至教论》，既要顺应自然法则，因时因地制宜，又要注意调整病人因社会因素导致的精神情志和生理功能的异常，提高其适应社会的能力。

以整体观念与现代医学模式相比较，可见中医学早就从宏观上勾画出了现代医学模式的全部构架，并且给这一现代医学模式增添了新的内容，即天人一体观。

2. 辨证论治

辨证论治，是运用中医学理论辨析有关疾病的资料以确立证候，论证其治则、治法、方药并付诸实施的思维和实践过程。

辨证，是在认识疾病的过程中确立证候的思维和实践过程，即将四诊（望闻问切）收集的有关疾病的所有资料，包括症状和体征，运用中医学理论进行分析、综合，辨清疾病的原因、性质、部位及发展趋向，然后概括、判断为某种性质的证候的过程。由于证候是疾病发展过程中某一阶段或某一类型的病理概括，只能反映疾病某一阶段或某一类型的病变本质，故中医学在辨识证候时，要求同时辨明疾病的病因、病位、病性及其发展变化趋向，即辨明疾病从发生到转归的总体病机。

论治，是在通过辨证思维得出证候诊断的基础上，确立相应的治疗原则和方法，选择适当的治疗手段和措施来处理疾病的思维和实践过程。论治过程一般分以下几个步骤。

因证立法：即依据已经辨明的疾病某阶段或某类型的证候，确立相应的治疗方法。证候是辨证的结果，也是论治的依据。只有确立了疾病某阶段或某类型的证候，才能针对该证候的性质确定具体的治疗方法。如辨明病属风寒感冒证，当用辛温解表法；病属风热感冒证，当用辛凉解表法。

随法选方：即因证立法之后，随治法选择相应的治疗手段或措施，并予以处方。治疗手段包括药物疗法和非药物疗法。药物疗法又有内服法和外用法之分；非药物疗法的内容很多，包括针灸、推拿等。处方，是在选定治疗手段的基础上，依据治法的要求，确定具体的治疗方案。如选用药物疗法，应开出符合治法要求的方剂及其药物组成，并注明每味药的用量、制作方法、服用时间及一次用量等。如选用针灸疗法，应开出符合治法要求的穴位配方以及针灸手法、刺激量、刺激时间等。在治疗同一证候时，可选用一种治疗手段，也可几种疗法联合应用。

据方施治：即按照处方对治疗方法予以实施。治疗的实施一般应由医务人员执行，某些情况下也可由医生指导病人自己执行。

辨证与论治是诊治疾病过程中相互衔接、不可分割的两个方面。辨证是认识疾病，确立证候；论治是依据辨证的结果，确立治法和处方遣药。辨证是论治的前提和依据，论治是辨证的延续，也是对辨证正确与否的检验。辨证正确，才能立法无虞，疗效自然显著。因此，辨证与论治是理论与实践相结合的体现，是理、法、方、药理论体系在临床上的具体应用，因而是指导中医临床诊治的基本原则。

三、中医药之优势

1. 中医药对生命活动的认识，提供了认识和把握人体复杂体系的有效途径

中医药学的整体观念认为，人体生命活动是机体在内外环境的作用下，由多种因素相互作用而维持的一种动态的相对平衡过程。而健康则是人体阴阳维持相对平衡的状态，即“阴平阳秘”。平衡失调，就会导致器质性和功能性的疾病状态。中医学不是机械地、孤立地看待“病”，而是把“病人”看作是一个整体，把“病”作为人体在一定内外因素作用下，在一定时间的失衡状态。治疗上，既要祛邪，又要扶正，强调机体正气的作用，通过调整机体功能状态达到治疗疾病的目的。这一健康观念目前已被人们普遍接受。

2. 中医药学研究人体生命活动规律的认知方法及其个体化诊疗体系，反映了整体医学的特征

中医学认为，人和自然是“天人合一”的关系，人体本身是一个形神统一的整体。人体的功能状态是机体对内外环境作用的综合反应，掌握人体的功能状态就可以有效地掌握人体生命活动的变化规律。因此，中医通过望闻问切以外揣内归纳为证候，作为临床诊疗的依据，构成中医药因人、因事、因地制宜的个体化诊疗体系。这是中医药的一大优势，更符合现代临床医学发展的趋势。

3. 中医药丰富的治疗手段和灵活的治疗方法，符合人体生理病理多样性的特点

中医药对疾病的治疗主要采用药物疗法和非药物疗法，并用内治法和外治法进行整体综合调节与治疗。中医方剂是中医最常用的药物疗法，方剂的多种有效组分，通过多环节、多层次、多靶点的整合

调节作用，适应于人体多样性和病变复杂性的特点。非药物疗法以针灸、推拿为主，其中针灸疗法是我国古代的一大发明和创举，通过对人体体表穴位的刺激进行整体调节，疗效显著，适用范围广泛。目前，针灸已经在世界上100多个国家使用。中医药以“天人合一、形神统一、动静结合”为主体的养生保健理论和丰富多彩、行之有效的方法，在提高人们健康素质和生活质量方面显示了良好前景。

4. 中医药浩瀚的经典医籍，是人类生物信息的巨大宝库

中医药现存经典医籍8000余种，记载着数千年来中医药的理论和实践经验。这是绝无仅有的尚未被充分开采的人类生物信息的宝库。

5. 中医药充分体现了自然科学与社会科学的有机结合，展示了现代科学一体化的新趋势

中医药的理论体系和临床思维模式具有丰厚的中国文化底蕴，体现了自然科学与社会科学、人文科学的高度融合和统一。中医学这种以功能状态为切入点，并在宏观上借助哲学、社会科学、人文科学来分析、把握其变化规律的方法，在人类历史上是一种跨越，为人类认识自己提供了独特的思维模式，符合现代科学一体化的新趋势。

四、中医药之独有的诊疗方式

1. 针灸推拿

针刺在我国已经应用了数千年，是中医针灸疗法中的针法。在最早的医学典籍《黄帝内经》中，记载了有关针刺的内容。针刺是中国传统医术的一种，以针刺入人体一定的穴位来达到治病的目的。中医认为应从人体的内部去寻找病因，相信每个人体内都有阴和阳两种相反的力量。阴具有黑暗、潮湿、雌性的性质，而阳则具有光亮、干燥、雄性的性质。一旦两种力量失去平衡，人就会得病。针刺就是通过使能量进入或离开人体的方式，使阴阳两者恢复平衡。

艾灸是中医针灸疗法中的灸法，是用艾叶制成的艾灸材料产生的艾热刺激体表穴位或特定部位，通过激发经气的活动来调整人体紊乱的生理生化功能，从而达到防病治病目的的一种治疗方法。灸法的运用当起源于人类熟练掌握了用火之后，时间应在石器时代。艾灸的作用机理和针刺有相近之处，并且与针刺有相辅相成的治疗作用，通常针法、灸法并用，故称为针灸。

推拿是指用手在人体上按经络、穴位用推、拿、提、捏、揉等手法进行治疗，达到疏通经络、推行气血、扶伤止痛、祛邪扶正、调和阴阳、延长寿命的疗效。推拿又称“按蹻”“蹻引”“案杌”。

2. 中医特色小儿推拿

小儿推拿是建立在祖国医学整体观念的基础上，以阴阳五行、脏腑经络等学说为理论指导，运用各种手法刺激小儿穴位，使经络通畅、气血流通，以达到调整脏腑功能、治病保健目的的一种方法。小儿推拿的治疗体系形成于明代，以《保婴神术（按摩经）》等小儿推拿专著的问世为标志。小儿推拿的穴位有点状穴、线状穴、面状穴等，在操作方法上强调轻快柔和、平稳着实，注重补泻手法和操作程序，对常见病、多发病均有较好疗效，对消化道病症疗效尤佳。清代医家吴师机指出“外治之理即内治之理”，小儿推拿的治疗法则与内治法基本一样，谨守病机，以期治病求本，调整阴阳，扶正祛邪。在中医基础理论的指导下，广泛应用于小儿泄泻、呕吐、食积、厌食、便秘、腹痛、脱肛、感冒、咳嗽、哮喘、发热、遗尿、夜啼、肌性斜颈、落枕、惊风等疾病，有较好的效果。

3. 拔罐刮痧

拔罐法古称角法，又称吸筒法，早在马王堆汉墓出土的《五十二病方》中就有记载，历代中医文献中亦多有论述，主要在外科治疗疮疡时，用来吸血排脓。后来又扩大应用于肺结核、风湿病等内科病证。随着医疗实践的不断发展，不仅罐的质料和拔罐的方法不断得到改进和发展，而且治疗的范围也逐渐扩大，外科、内科等都有它的适应证，并经常和针刺配合使用。因此，拔罐法成为中医治疗疾病的一种有效方法。拔罐以罐为器，利用燃烧的热力排去其中的空气以产生负压，使之吸着于皮肤，可引致局部组织充血或瘀血，促使经络通畅、气血旺盛，具有活血行气、止痛消肿、散寒除湿、散结拔毒、退热等作用。

刮痧是以中医经络腧穴理论为指导，通过特制的刮痧器具和相应的手法，沾取一定的介质，在体表进行反复刮动、摩擦，使皮肤局部出现红色粟粒状或暗红色出血点等“出痧”变化，从而达到活血透痧的作用。因其简、便、廉、验的特点，故临床应用广泛，适合家庭保健。还可配合针灸、拔罐、刺络放血等疗法使用，加强活血化瘀、祛邪排毒的效果。

4. 中药熏蒸及中药药浴

中药熏蒸疗法又叫蒸汽疗法、汽浴疗法、中药雾化透皮疗法，是以中医理论为指导，利用药物煎煮后所产生的蒸汽，通过熏蒸机体达到治疗目的的一种中医外治疗法。早在《黄帝内经》中就有“摩之浴之”之说，《理瀹骈文》中亦指出“外治之理，即内治之理；外治之药，即内治之药，所异者法耳”。实践证明，中药熏蒸疗法作用直接，疗效确切，适应证广，无毒副作用。皮肤是人体最大的器官，面积很大，毛孔很多，除具有防御外邪侵袭的保护作用外，还具有分泌、吸收、渗透、排泄、感觉等多种功能。中药熏蒸疗法就是利用皮肤的这一生理特性，使药物通过皮肤表层吸收、角质层渗透和真皮转运进入血液循环而发挥药理效应。

中药药浴，在中国已有几千年的历史。据记载自周朝开始，就流行香汤浴。所谓香汤，就是用中药佩兰煎的药水。其气味芬芳馥郁，有解暑祛湿、醒神爽脑的功效。伟大的爱国诗人屈原在《云中君》里记述：“浴兰汤兮沐芳华。”宋玉在《神女赋》中亦说：“沐兰泽，含若芳。”药浴法是中医外治法之一，即用药液或含有药液的水洗浴全身或局部的一种方法，其形式多种多样。药浴用药与内服药一样，亦需遵循处方原则，辨病辨证选药。即根据体质、时间、地点、病情等因素，选用不同的方药，各司其属。药浴作用机理概言之，系药物作用于全身肌表、局部、患处，并经吸收，循行于经络血脉，内达脏腑，由表及里，因而可起到疏通经络、活血化瘀、祛风散寒、清热解毒、消肿止痛、调整阴阳、协调脏腑、通行气血、濡养全身等养生功效。现代药理研究也证实，药浴后能提高血液中某些免疫球蛋白的含量，增强肌肤的弹性和活力。

5. 中医透药

中医定向透药治疗仪是通过独创的非对称中频电流产生的电场，对药物离子产生定向的推动力，使药物中的有效成分更深入、更有效地透过皮肤黏膜快速地进入人体，靶向作用患部病灶。中医定向透药治疗是指在定向药透仪的导引下，将治病或镇痛的药物直接从皮肤定向地送到组织伤害病灶部位。

6. 其他特色疗法

中医药特有的诊疗方式还有：①膏药疗法是利用中药制成的膏药、敷药（糊膏）、药粉、膏剂等贴敷于人体体表一定部位或穴位以达到治疗疾病目的的一种疗法。②中药炮制技术。“依法炮制，复方配伍”是中医临床用药的特点，包括中药材、中药饮片和中成药三种。炮制是中医药的专业制药术语，历史悠久，经过炮制的中草药降低或消除了中药的毒副作用，保证了用药安全，提高了中草药的药效。③膏方，又叫膏剂，以其剂型为名，属于中医丸、散、膏、丹、酒、露、汤、锭八种剂型之一。春生、夏长、秋收、冬藏。根据中医理论，冬季是一年四季中进补的最好季节，而冬令进补，更以膏方为最佳。④冬病夏治是我国传统中医药中的特色疗法，是根据《素问·四气调神论》中“春夏养阳”、《素问·六节藏象论》中“长夏胜冬”的克制关系发展而来的中医养生治病指导思想。冬病夏治是指对于一些在冬季容易发生或加重的疾病，在夏季给予针对性的治疗，以提高机体的抗病能力，从而使冬季易发生或加重的病症减轻或消失，是中医学“天人合一”的整体观和“未病先防”的疾病预防观的具体运用。常用的治疗方法包括穴位贴敷、针刺、药物内服等，通过在夏季自然界阳气最旺盛的时间对人体进行药物或非药物疗法，益气温阳、散寒通络，从而达到防治冬季易发疾病的目的。

小结

中医药是我国的特色医学，也是中华民族优秀传统文化的重要组成部分，几千年来为中华民族的繁衍昌盛作出了不可磨灭的贡献，并且对世界的文明进步产生了积极影响。中国特色社会主义进入了新时代，要进一步发挥中医药的特色与优势，为实现中华民族伟大复兴的"中国梦"提供健康动力。

第二章

价值肯定

第一节

中医药是打开中华文明宝库的钥匙

2010年6月，时任国家副主席习近平在澳大利亚墨尔本出席由南京中医药大学与皇家墨尔本理工大学合办的“中医孔子学院”授牌仪式上发表讲话，指出：“中医药学凝聚着深邃的哲学智慧和中华民族几千年的健康养生理念及其实践经验，是中国古代科学的瑰宝，也是打开中华文明宝库的钥匙。”2019年10月，习近平总书记对中医药工作作出重要指示：“中医药学包含着中华民族几千年的健康养生理念及其实践经验，是中华文明的一个瑰宝，凝聚着中国人民和中华民族的博大智慧。”对于中医药的发展，习近平总书记强调：“要遵循中医药发展规律，传承精华，守正创新，加快推进中医药现代化、产业化。坚持中西医并重，推动中医药和西医药相互补充、协调发展，推动中医药事业和产业高质量发展，推动中医药走向世界，充分发挥中医药防病治病的独特优势和作用，为建设健康中国、实现中华民族伟大复兴的中国梦贡献力量。”

中华文明是以易学为基础，以推崇“仁义礼智信”为基本理念，由黄河文明、长江文明、北方草原文明三种区域文明交流、融合、升华而成的中华民族的整体文明，又称“华夏文明”。既是世界上最古老的文明之一，也是世界上持续时间最久的文明。中华文明有众多面向，理解中华文明的方式也有很多，既可从经学伦理理解，也可从戏曲茶饮理解；既可以儒法道释为突破口，也可以“百姓日用而不觉”的道德价值为切入点。方式方法虽多，但“钥匙”只有一把。“钥匙”一词也界定了中医在中华文明中的重要地位。中医药是钥匙，也即是说通过深入把握和深刻理解中医药，才能更好地认知中华文明。以中医药为钥匙去打开中华文明的大门，中华文明才能敞开其广阔的天地和高远的境界。“中医药学是打开中华文明宝库的钥匙”这一论断具有五层含义，即中医药是中华传统文化的优秀代表、中医药蕴含深厚的文化价值、中医药是中华文明重要的承载主体、中医药是中外文明交流互鉴的重要窗口、中医药是对中华文明创造性转化和创新性发展的优势领域。

一、中医药是中华传统文化的优秀代表

中华传统文化历经数千年的积累沉淀，凝聚了无数优秀华夏儿女的心血与智慧，为人类文明的进步贡献出强大力量。中华优秀传统文化源远流长，意蕴深远，是几千年来劳动群众在生产和生活实践中创造的智慧成果。中医药在几千年的发展过程中不断汲取优秀传统文化的精华，“把中华优秀文化与健康维护的实践有机结合，升华了中华文化内涵，形成鲜明的中医药文化特色”。无论是“阴平阳秘”的平衡观，还是身体调节、扶正祛邪等中医治疗法则等，都体现出中医药蕴含着丰富的传统文化。

中医药是中华传统文化的优秀代表。中医药学是世界上唯一现存的底蕴深厚、优势明显、保存完整且具有一定传承和发展意义的医药学。如何对中医药学的地位进行明确界定？首先要区别不同的文化，关键要看两种文化的思维方式是否一样。古代东方和西方受到两种不同的自然哲学思想的影响，孕育出不同的科学体系和发展模式。在西方文明的影响下，西方科学遵循的思维方式是还原论思想，而中医药则充分继承了中华文明形象思维的方式，形成的是系统论的思想，这

是中国医学的思路，是东方见解的精华，处处闪耀着东方智慧的光芒。中医药是将理论体系与实践体系有机结合的文化，充分汲取了中华传统文化的养分，巧妙地将深邃的中国哲学思想，如精气学说、阴阳学说、五行学说、藏象学说等融汇转化为自身的理论体系，同时坚持把临床疗效作为检验自身理论的标准。

在中华民族几千年的发展历程中，经历了多次的自然灾害、疾病瘟疫和战争动乱，而中华文化之所以能够世代沿袭，并促使人口增加与文明传承，中医药文化在其中发挥了重要作用。中医药不仅是我国文化软实力的重要表现，同时在传承中华传统优秀文化上发挥着不可替代的作用，因为其系统而整体地揭示了人类健康发展规律，并将独创的医学科学思想方式与手段融入到生产实践当中，在展示中华文明的魅力上具有显著的作用，也使其作为中华优秀文化的优秀代表逐渐走向世界。

中医药是将自然文化和社会文化有机结合的文化。在对人的认知中，中医药看到了人的自然属性，因而按照自然规律诊治疾病和维护人体健康；同时看到了人的社会属性，故而按照心理活动规律诊治疾病和维护人体健康。中医药的这种双重文化属性，使得它可以更好地代表中华优秀传统文化。

中医药是中华民族具有原创性和体系化的医学科学。数百年来，中医药学以其济世活人的医术闻名海外，不仅有力地推动了中华民族的繁荣昌盛，更对世界医药文明的进步与发展产生了积极的影响。中华文明源于上古时代，经过世代传承，形成了“天人合一”的宇宙观、统一变易的世界观、阴阳平衡的整体观、仁者爱人的处事观、义利相济的人生观等理念。在千年的传承中，枝繁叶茂，底蕴深厚。虽然20世纪初叶中华文化受到了西方列强的冲击，但在进入21世纪之后，伴随中国“狮”的崛起，中华文化也重新焕发光彩。中医药文化在近百年的曲折发展过程中，较为全面、系统地保有了中华文明的核心理念，在实质内容、思想体系及表达方式等方面，都完整地传承了中华文明的内在基因。同时，中医药的内涵不仅凝聚了中华文化的哲学智慧、疾病治疗等医术疗法，还完整地呈现出中国古代科学的优秀成果。故而，习近平总书记将中医药学定位为打开中华文明宝库的一把钥匙实至名归。而中医药学也需要积极承担这一定位，在发展中华优秀传统文化的过程中，做好中华文化复兴的先锋。中医药要抓住现阶段国家大力推崇中医药发展的大好机遇，不断挖掘中医文化精髓，通过联合社会各界的力量推动中医药文化发展，真正地发挥“瑰宝”的作用。掌握好这把钥匙，在习近平总书记关于中医药的重要论述的思想指导下，迈向新时代，开启中医药发展的新世界。

中医药是几千年来，历代中医人不断探索、实践、积累而形成的结晶。跨越悠久的历史长河，其不仅没有因为受到的灾难而退出历史舞台，反而因为顽强拼搏、传承创新而源远流长地留存下来。要清晰地理解中医药作为中华传统文化的优秀代表，还需要认识到，中医药是我国独有的文化财富，其不仅是物质财富，同时也是精神财富；其不仅能够在治疗与防御疾病上发挥作用，还能有力地在养老、扶贫及旅游等领域发挥价值。同时，中医药所具备的传统理念，即“上医治国、中医治人、下医治病”，还能在我国社会经济、文化和生态文明建设等多个领域发挥作用。中医药作为中华优秀传统文化的重要组成部分，是祖先赋予我们的独有财富，值得我们自豪和骄傲，并赋予我们发扬光大的重要使命，需要我们通过各种形式的创新与传承发展，促使这一文化瑰宝惠泽万邦，走向世界，造福人类。

二、中医药蕴含深厚的文化价值

中华文明有着五千多年的深厚积淀和历史传承，中医药蕴含的文化价值主要体现在：中医药彰显中华民族的世界观、展现中华民族的认识论、凸显中华民族的价值观。

中华民族在上观天文、下测地理、中晓人事的过程中产生了无数哲学义理，中医只是其中的一部分，彰显着中华民族的世界观。对天地自然环境以及对生命本身的独特认知和主观能动地适应自然环境，是中华民族世界观的独特内涵。中医是上古以来人们认识疾病、与疾病斗争、相存，发展出的一整套完整的以自然、非侵入性疗法为主的防病治病方法，体现着中华民族世界观的实践性。

中医药学从理论层面、系统范畴的基础上展现了中华民族的认识论。相较于关注“人的病”，中医更关注“病的人”，强调客观事物的整体性。中医药的思想基础为“上医治国、中医治人、下医治病”，其始终遵循“天人合一”的整体观念和“以人为本”的基本理念，不仅涵盖了中华民族的智慧结晶，还蕴含着治病救人的丰富的哲学思维，深刻地展现出中华民族的文化认知。在认识方法上，中医立足宏观、中观、微观三个层面，创造性地总结出司外揣内、因发知受、以常衡变、见微知著等基本诊断原理。不同的认识主体对于人类疾病与健康的认识方法有所区别，但中西医的客观基础是同一的，在基础解剖结构和生理病理上没有大的差别，西方医学在中国适用，中医药疗法在外国人身上一样有效果。

中华民族崇尚“仁义礼智信”，在民族品质上表现为崇德重仁、道德至上，而中医在治病救人、传承弘扬的过程中所表现出的仁德之心与中华民族的价值观是契合的。与西方主流价值观中个人价值和个人发展重于群体发展不同，在中华传统文化中，始终贯穿着“忠、孝”这类集体高于个人、义务重于权利的精神，中医药也同样蕴含了这样的精神。

中医药文化不仅是打开中华文明宝库的钥匙，同时也是中国传统文化的智慧结晶，在中华文明复兴大任中承担着重要作用。在中医药文化的价值上，总体而言，更多的是体现人的身体与心灵意识，及其对环境、社会与生命的深刻感知，是在精神与物质世界之中开展从哲学思维到诊疗理念再到行为方式，是一种生命体在社会环境中所进行的特别对话方式。

中医药蕴含着深厚的文化价值，从中华民族的世界观、中华民族的认识论及中华民族的价值观上得以凸显，并拓展到以生命为核心的中医药传统文化价值观中。中医药的作用，不仅表现在对个体的道德属性具有一定的内化作用，能够起到和睦医患关系，修养个体身心的作用，同时还能作用于整个社会，对社会经济发展具有整合与导向作用。因而可以从以下三方面对中医药蕴含的文化价值进行拓展。其一，能够塑造健康观。人的一生要经历生、老、病、死多个阶段，相同的，自然界也会经历春、夏、秋、冬的季节变迁，生命个体要在自然的变化中寻求相对的平衡状态。而中医药对生命伦理的阐述具有深刻的文化价值。在《道德经》第十五章中，曾提到“人法地，地法天，天法道，道法自然”的思想，人类需要尊重自然和生命规律并不断改善调节自身身体。其中“医道自然”即讲究顺应自然，通过自然的药物，调节身体的精、气、神等各项身体技能，继而达到身体的整体统一。中医讲究的“圣人不治已病治未病，不治已乱治未乱”也传达的是同一个道理，即要遵循“防病为主，治病于未然”。同时，中医药还强调“治病求本”“扶正祛邪”的思想，即通过增强人的正气来提升个体的免疫能力，增强人体的抗病机能，继而尽可能地减少疾病的危害，以增强个体的生命质量。其二，内化为道德属性。道德所指的是自我教育、自我改造与内化自律。德性即是“做人”，包含着自省、修身养性和陶冶道德等。我国的传统文化非常注重个体的道德修养与自省，而这些内容在中医药文化中也有所体现。孙思邈的《备急千金要方》中提到：“大医治病，必当安神定志，无欲无求，先发大慈恻隐之心，誓愿普救含灵之苦。若有疾厄来求救者，不得问其贵贱贫富……亦不得瞻前顾后，自虑吉凶，护惜身命。”所指的就是中医者在行医的过程中，须谨言慎行，真诚平等，遵循患者的自主选择权，确保每一个患者都能够在平等的环境中，获得合适的治疗。而作为个体来说，则需要不断加强自身的疾病防控意识，培养健康的生活方式，遵循合理的作息规律，具备抵抗疾病的自信心，增强自律性和自觉性，这也是德性内化的重要表现。其三，能够有力推动和谐共生。在中医诊疗的过程中，采用的是望闻问切四诊合参，对病人的情况进行全面分析，以提出固本祛邪、综合调理的相关方案，继而达到最佳的治疗效果。《黄帝内经》曾指出："上以治民，下以治身，使百姓昭著，上下和亲，德泽下流。"即中医药的最高目标不仅仅是治疗普通民众，更是服务整个社会，推动社会发展繁荣，这一内容也与中国传统文化中的"和合"思想相契合。因而，中医药文化所展现的"厚德载物"的思想，也有利于减少社会矛盾冲突，共建和谐社会。

三、中医药是中华文明重要的承载主体

中医药植根于丰厚的中华文化土壤，既有自然科学的内涵，也有人文哲学的底蕴。在中医药形成、发展的过程中，不断汲取中国古代儒、释、道等诸家文化的精华，形成了中医药独特的文化特色；其哲学体系、思维模式、价值观念以及发展规律与传统文化一脉相承，与天文、时令、地理、饮食与动植物等自然知识相互贯通，形成了自己独特的理论体系。中医药是中华传统文化保留至今鲜活的印记，是几千年来中国古代劳动人民智慧的结晶，是对优秀传统文化的丰富和拓展。在几千年治病救人、诊疗养生的实践中，中医药得以不断丰富和发展，中华文明也得以不断丰富和彰显。如"仁者寿"的道德健康理念，"医乃仁术"的医德观、和谐观，"大医精诚"的职业追求，整体思维、动态平衡的健康维护，"辨证施治"的辩证思维，"治未病"的早期干预理念，以及扶正祛邪、固本培元等观念，不仅在疾病防治中得到医患的接受认可并不断弘扬光大，而且对其他领域也产生了深远的影响。

具体来说，在中医药文化内涵的哲学体系与传统文化的传承方面，中医药文化中包含着丰富的人文主义的哲学意蕴。中医药文化在

发展过程中，一直遵守着“以人为贵”的人文精神。在《周易·贲卦·彖传》中有“观乎人文，以化成天下”。人为万物之灵，应致力于发扬人之本性，促进人类文明的进步。

中医“以人为贵”精神的核心在于促使医者能够立足于整体观理解和认识患者，促使认识达到更高的层次，对人与世界万物的联系有深刻的认识，并对个体进行全面的人文关怀。中医药文化还强调人应与“天地相参”，这一理念的核心所表达的就是人能够全面自由发展，体现着个体追求自由美好发展的思想。其次，中医药强调人的主体性，在治疗过程中，更是以珍重和善待生命为首要，深层次地探究个体生命的意义与价值，不仅尊重医患的人格平等，更推进医患之间的相互尊重。这一哲学意蕴承载和凝练着“济世救人”这一中华传统精神。中医药文化的最低价值在于“无伤害性”。只有在这一目标下，才能更好地维持生态平衡，实现对构建世界命运共同体的崇高追求。中医药文化的最高价值目标在于社会的和谐稳定，其浓厚的人文关怀承载了优秀的传统文化是医学人文精神的内核。

此外，在《黄帝内经》中，“不治已病治未病，不治已乱治未乱”则是中医药在传承中华传统文化方面所体现的更高层次的哲学思维。这一理论提示我们不能在身体出现了问题时才思考解决办法，而应该从治未病开始维护自己的生命健康，要尽可能地想办法去改善甚至减少自己的身体问题，这也是促进生命健康的重要保障。

与此同时，中医药文化还蕴涵着中华传统的道德哲学智慧，这也涵盖在中医药的哲学体系之中，体现出中医药学的内在价值，承载着中华民族的传统文化。中医药学植根于中华民族优秀的传统文化之中，作为生命科学理论载体，集中体现了传统生命科学的优秀成果，并一直传承至今，发挥着重要的作用。中医药文化的许多精髓都来源于中华优秀传统文化，涵盖了中华传统道德哲学的内容。受到中国传统伦理文化的影响，中医药文化不仅主张养生和长命百岁的长寿理念，同时也倡导生生不息的道德哲学。如孔子在《论语·子路》中就主张“和而不同”的共生思想，并强调“仁者爱人”；而孟子也在《孟子·尽心下》中主张“民为贵，社稷次之，君为轻”的思想，强调要以民为本。《管子·牧民》里指出“国有四维，一曰礼，二曰义，三曰廉，四曰耻”的处世原则；诸葛亮在《诫子书》里提出“夫君子之行，静以修身，俭以养德，非淡泊无以明志，非宁静无以致远”的修身养性的相关理念。可以发现，中医药文化与中华传统文化存在道德哲学层面的完美契合。如中医药文化强调“以人为本”的人本主义思想与儒家学说主张的“仁者爱人”和“以民为贵”的观念同为一体。中医药文化强调的“调和致中”“阴阳平衡”的辩证思想与儒家思想中的“中庸平和”观点相契合。同时中医药文化在职业伦理方面强调“大医精诚”的理念，与“和谐共生”的社会道德相一致。而中医药中的宇宙观为“天人合一”，也与道家老子的“人法地，地法天，天法道，道法自然”的理论相统一。由此可见，中医药作为我国优秀传统文化的载体，在哲学意蕴上具有高度的一致性。

在价值观方面，中医药文化所强调的核心价值理念也与中华民族的传统文化精华相互影响。中医药文化对生命个体的价值与意义的重视立足于生命伦理角度。其中，中医药文化的发展基础为“贵人”原则，这也是中医药传承发展的核心本质。《黄帝内经》中就对“贵人原则”进行了详细阐述，“天覆地载，万物悉备，莫贵于人。人以天地之气生，四时之法成”的思想，传承了中国传统儒家伦理思想。而早期的伏羲氏“制九针”、神农氏“尝百草”，更是中华民族血脉延绵和健康长寿的重要文化萌芽。孙思邈在《备急千金要方》中提出的“人命至重，有贵千金”也契合“以人为本”的思想。中医药文化中的“人为万物之灵”更是强调人是天地的中心，是宇宙的中心，将人的生命健康推崇到了至高的位置，使健康长寿成为人生追求的重要指标。

四、中医药是中外文明交流互鉴的重要窗口

世界文明丰富多彩，因为丰富多彩才有了交流的可能，因为交流才能够不断发展。中国文明发展离不开世界，世界文明进步也离不开中国。正如习近平总书记所指出的“传统医学是各方合作的新领域，中方愿同各成员国合作建设中医医疗机构，充分利用传统医学资源为成员国人民健康服务”。以中医药为窗口，中外文明的交流互鉴有了良好的平台和场域。文明之间的交流渠道众多，内容不乏，中医药只是其中一个层面，是中国文明走向世界，让世界了解中国文明的重要窗口。

习近平总书记指出：“文明因交流而多彩，文明因互鉴而丰富。”中医药是中华传统文化的重要交流窗口，在传播和发扬中医药文化的过程中，博物馆具有交流、比较、认同和互鉴学习的重要作用，通过采用国际化的视野和全球化的眼光对中国中医药博物馆的价值引领与评价功能进行审视，充分地与国外优秀文明成果相交流，促进中医药文化走出国门，将中华民族的文化精髓精准地挖掘出来，能够最大程度地发挥中医药“文化厅”的功能，促进中医药文化的繁荣发展，促使各个国家共同建设绚丽多彩的精神家园，构建人类命运的共同体。

在“一带一路”交流方面，中医药也是独具特色的“中国名片”。通过对中医药这一优秀传统文化的传承与发扬，中医药文化借助“一带一路”的桥梁已经传播到了183个国家与地区。习近平总书记曾在多个国际会议与活动中多次阐述了中医药文化的内容，对于宣传中医药功能与价值、推进中医药交流与合作具有重要意义。作为与其他国家民心相通的“健康使者”，中医药的地位和作用早已在“一带一路”沿线人民心中落地生根。2015年7月，习近平总书记在上海合作组织成员国元首理事会第十五次会议上的讲话提出：“愿同各国研究探讨中医药合作、简化人员签证和劳务许可手续等举措。”2016年3月，习近

平总书记在与捷克总统泽曼会谈中指出：“双方同意进一步支持中国传统医学在捷克共和国和中东欧地区的传播、推广和应用，支持中捷中医中心的不断建设和发展。”2017年，习近平总书记在致金砖国家卫生部长会暨传统医药高级别会议的贺信中指出：“希望各方充分利用金砖国家卫生部长会暨传统医药高级别会议机制，深化卫生健康领域交流合作，推进各方传统医药互学互鉴，携手应对公共卫生挑战，为保障人民健康作出贡献。”2018年7月2日，习近平总书记在南非各大报纸上发表题为《携手开创中南友好新时代》的署名文章，指出：“中国中医药企业正积极开拓南非市场，为南非民众通过针灸、拔罐等中医药疗法祛病除疾、增进健康提供了新选择。”2019年6月，习近平总书记在上海合作组织成员国元首理事会上发表重要讲话：“中方愿意适时举办上海合作组织传统医学论坛，发挥传统医学优势，改善民众健康，提高医疗卫生水平。”可以看出，中医药文化通过不断发展，已经成为促进世界各国推进人文交流与文明互鉴的重要组成部分，成为中国与世界各国共同增进人民健康、谋求人类福祉、维护世界和平、构建人类命运共同体的重要载体。

近年来，中医药文化因其所遵循的“天人合一”理念与西方的生态医学具有相似之处而广受关注。西方生态医疗模式的变化与人类环境的改变密切相关。随着现代科学技术的迅速发展，人们的生活水平不断提高，但也随之带来了森林锐减、臭氧层破坏、资源枯竭与生物多样性减少等问题。有医学研究显示，生态环境的恶化将带来许多未知疾病。生态危机已悄然成为人类生存与发展的“杀手”，医学也有待进一步突破人类对疾病与健康的认知局限。在此背景下，协调环境与人类健康二者之间关系的相关研究和实践日益增多，并由此诞生了西方的生态医学模式。而中医倡导“天人合一”的思想，认为“天是社会和自然等外在环境，而人则是身心健康的主体，二者合一即人类通过积累善行不断适应环境，并防治疾病保持健康的境界。”这一观点将人和社会环境视为一个整体，中医药在此理念下，形成了整体观念、治未病观念、辨证观念和人文观念等基本中医理论与实践方法。中医药文化不仅具有较强的实效性，在常见病、多发病和疑难杂症的防治中也发挥着重要作用，同时也广泛应用于重大疫情防治与突发公共卫生事件医疗救治。如中西医治疗传染性非典型性肺炎（简称“非典）的疗效就得到世界卫生组织的肯定。中医药文化通过其独特的文化魅力逐渐走出国门，受到世界人民的关注，发挥着对外交流借鉴的重要桥梁作用。

中医药是中华传统文化对外交流的窗口。随着人们生活水平的提高与医学模式的转变，健康成为人类追求的共同目标。中医药以其独特的实践价值和科技价值，便于打破中西方存在的思维方式、语言文字、风俗习惯等差异，容易为各国人民所接受，推动中华传统文化为更多人所熟知。因此，发展和弘扬中医药，能够拓宽中华传统文化的传播渠道，为促进人类健康和中华民族的伟大复兴作出贡献。

五、中医药是对中华文明创造性转化和创新性发展的优势领域

中华文明源远流长，是当代中国发展取之不尽、用之不竭的宝藏。但新时代有其特殊的历史方位和时代特质，用好中华文明必须对各个领域进行创造性转化和创新性发展，在诸多领域中，中医药无疑是优势领域。源于对人体生命现象系统观察与临床经验总结升华而成的中医学，对人的生命、健康与疾病的认知理论独树一帜，不断与时俱进，有效地指导着人们的养生保健、防病治病，如青蒿素治疗疟疾对人类的贡献、三氧化二砷治疗白血病的突破均源于中医药。中医药在治疗慢性病、病毒性疾病、代谢性疾病等领域，都彰显了创新的优势。

作为中华民族的伟大创造、中国古代科学的瑰宝，中医药对中华民族的繁荣发展，对世界文明的进步都产生过重要影响。自党的十八大以来，以习近平同志为核心的党中央不断加强对中医药的重视，中

医药的继承与创新取得了显著成绩。中西医并重方针的落实，中医药治理体系的完善，中医药产业发展与人才建设，中医药材的质量问题等，都关系到我国中医药文化的传承与创新。而传承与创新中医药文化不仅是中华文明创新的重点所在，同时也是新时代中国特色社会主义事业发展的重要内容，对实现中华民族伟大复兴，打造中医药相互补充发展，构建中西医并重的特色卫生健康发展模式，弘扬我国优秀传统文化，推进文明互鉴与民心互通，增进民族自信、文化自信等具有重要意义。同时还有利于推动人类命运共同体的构建。

作为中华文明创造性转化和创新性发展的优势领域，中医药文化的传承与挖掘本质上也是优秀传统文化的发扬与创新。现阶段，我国通过不断加强中医药理论与方法传承的相关研究，对各个朝代的医药学术流派、理论与学说进行系统性梳理，继承与发扬当代名老中医专家的中医理论及其临床经验，并从中研究分析中医诊疗的基本规律与优势所在；进一步，通过展开中医古籍与相关文献资源的普查，尽可能地保全大部分濒临失传的医学古籍，有效推动中医古籍的数字化发展。此外，除了加强中医理论的挖掘与创新，对于传统中医技术的继承与发扬也十分重要。一方面，通过筛选中医诊疗技术、康复技术与养生保健技术，对中医药独有的诊疗方法进行挖掘和整理，并通过评价研究等一系列流程将其推广到各大中医药医院。另一方面，通过加强传统中医药研究队伍的力量，加大中医药理论与技术的相关研究，针对比较常见的多发病和慢性病等进行联合攻克，并形成关于不同疾病的中医技术成果，发挥中医药在治未病中的主导作用、在重大疾病治疗中的协同作用及在疾病康复中的核心作用。

第二节

“五种资源”彰显中医药独特价值

习近平总书记对中医药工作的最新指示指出：“要充分发挥中医药防病治病的独特优势和作用，为建设健康中国、实现中华民族伟大复兴的中国梦贡献力量。”传承、创新、发展中医药是新时代中国特色社会主义事业的重要内容，是实现中华民族伟大复兴的大事，对于坚持中西医并重，打造中医药和西医药相互补充、协调发展的中国特色卫生健康发展模式，发挥中医药原创优势，推动我国生命科学实现创新突破，弘扬中华优秀传统文化，增强民族自信和文化自信，促进文明互鉴和民心相通，推动构建人类命运共同体具有重要意义。怎样“传承精华，守正创新”，如何认识、挖掘、凝练中医药在生命全周期康养和治病过程中的独特优势，助力“健康中国”，实现民族复兴，是值得深入研究的重要历史课题。中医药人要坚定中医药文化自信、理论自信、道路自信，开创新时代中医药事业的新辉煌。而坚定中医药文化自信的前提是充分认知中医药的独特价值。价值肯定是根，文化自信是枝叶，根深才能叶茂，根壮才能枝繁，价值肯定越深刻、越中肯，文化自信就越持久、越坚定。

中医药是中华民族原创的医学科学，是中华文明的杰出代表，在其历史发展进程中，形成了独特的生命观、健康观、疾病观、防治观，实现了自然科学与人文科学的融合和统一，蕴含了中华民族深邃的哲学思想。随着人们健康观念的变化和医学模式的转变，中医药越来越显示出其独特价值。党的十八大以来，党和政府高度重视和大力支持中医药事业的发展，将中医药定位为“独特的卫生资源、潜力巨大的经济资源、具有原创优势的科技资源、优秀的文化资源和重要的生态资源”，是迄今为止对中医药独特价值和独到优势最全面、最科学的概括。

一、“五种资源”论述提出的时代背景

“没有全民健康，就没有全面小康。”人民健康，是民族昌盛和国家富强的重要标志，是人民对美好生活向往的重要体现。广大人民的健康需求与客观存在的医药卫生事业发展不平衡、不充分之间的矛盾，是中国特色社会主义进入新时代对包括中医药在内的医药卫生工作提出的新要求、新挑战。习近平总书记在党的十九大报告中提出“实施健康中国战略”，体现了我们党对于人民健康重要价值和作用的认识达到新高度。“健康中国”战略旨在增进人民健康福祉，事关人的全面发展、社会的全面进步，事关“两个一百年”奋斗目标的实现，必须从国家层面统筹谋划、整体推进。“健康中国”建设应始终按照“四个全面”的战略布局，牢固树立创新、协调、绿色、开放、共享的发展理念，以提高人民健康水平为核心，突出问题导向和需求导向，深入推进医药卫生体制改革，将健康理念融入政策制订，加快转变健康领域的发展方式，努力为人民群众创造出更多的健康福祉。从全面建成小康社会到基本实现现代化，再到全面建成社会主义现代化强国，“健康中国”战略将在每一个阶段与整体战略紧密衔接，发挥重要支撑作用。

在习近平总书记对中医药发展的最新指示中，明确指出要“坚持中西医并重，推动中医药和西医药相互补充、协调发展，推动中医药事业和产业高质量发展，推动中医药走向世界”。国务院总理李克强

在对中医药工作发展的批示中也明确指出，要“充分发挥中医药在疾病预防、治疗、康复中的独特优势，坚持中西医并重，推动中医药在传承创新中高质量发展，让这一中华文明瑰宝焕发新的光彩，为增进人民健康福祉作出新贡献”。可见党中央和国务院已经将中医药事业的发展提到了全面深化改革、进一步扩大对外开放的战略高度，融入了实现“两个一百年”奋斗目标、实现中华民族伟大复兴中国梦的伟大实践当中。中医药与西医药优势互补，相互促进，共同维护和增进民众健康，已经成为中国特色医药卫生与健康事业的重要特征和显著优势。当前，深入贯彻落实党中央、国务院深化医药卫生体制改革精神，着力发挥中医药资源优势，全面推进中医药事业发展，为维护人民群众健康、促进经济社会发展、传承中华优秀传统文化、实现“健康中国”目标作出贡献，是新时代中医药事业发展的着力点和落脚点。

二、“五种资源”论述提出的时代意义

“五种资源”论述的提出，精辟概括了中医药在我国经济社会发展中的地位和作用，深化了我们对中医药在“用中国式方法破解医改难题”中重要作用的认识，也为中医药服务中国特色社会主义建设提供了更为准确的定位和更加广阔的空间。中医药在建立和完善中国特色医药卫生体制、推进健康服务业发展、调整经济结构、推进生态建设、作为中华传统文化代表“走向世界舞台，讲好中国故事”等方面大有可为。

国医大师、北京中医药大学教授孙光荣认为，“五大资源”的界定与阐释，第一次从国家战略资源的层面阐明了中医药在实现中华民族伟大复兴的“中国梦”进程中的资源优势，第一次从文化传承角度阐明了中医药资源的民族属性和产生发展根源，第一次从维护人民健康的行业本职的立足点阐明了中医药医疗保健特色与优势，第一次从生态保护、开发、利用的功能定位阐明了中医药资源建设的可及性和

可持续发展的前景，第一次从经济发展全局的视野阐明了中医药资源在农、林、工、军、贸等领域的巨大价值和辉煌前景，第一次全面系统引用习近平总书记的观点阐明了中医药资源在国际合作交流中的重要作用。

“五种资源”的论述，既是对中医药在推动中华民族繁衍昌盛方面作出的历史贡献的充分肯定，也是对发展中医药、造福大众、实现“中国梦”现实意义的清晰解读，同时也是对中医药走向光明未来寄予的厚望。

三、“五种资源”的概念内涵

1. 中医药是独特的卫生资源

中医药发祥于中华大地，在数千年的医学实践中不断吸收和融合各个时期的先进科学技术和人文思想，不断创新发展，理论体系日趋完善，技术方法更加丰富，形成了独特的生命观、健康观、疾病观、防治观。从宏观、系统、整体的角度揭示了人的健康与疾病的发生发展规律。中医药重视整体，注重平和，强调个体化，突出预防保健治未病，使用方法简便，倡导大医精诚，实现了自然科学与人文科学的融合和统一。中医药维护健康的理念和方法符合健康观念转变和医学模式转型的新趋势，蕴含着解决人类健康问题的宝贵智慧。脱胎于中国古代东方文明的中医药理论及其指导下的中医诊疗实践，反映了中国古代先贤对生命健康认识的智慧，是迥异于西方医学的具有鲜明东方文明特色的独特卫生资源。中医药临床疗效确切、预防保健作用独特、治疗方式灵活、费用比较低廉，为中华民族的繁衍昌盛作出过卓越贡献，在当前深化医药卫生体制改革、实施“健康中国”战略的历史进程中，发挥着举足轻重的作用。

2. 中医药是潜力巨大的经济资源

作为潜力巨大的经济资源，中医药在服务经济社会、转变经济发展方式、推动经济发展中的作用越来越凸显。21世纪是人类追求健康的世纪，是人人享有保健的新时代。党的十九大报告提出“支持社会办医，发展健康产业”。随着“健康中国”战略的提出，大健康产业将成为21世纪经济发展的核心产业。中医药治未病的医疗指导原则，以及中药材天然绿色的特点，契合当代健康养生需求，越来越受到广大人民群众的喜爱。中医药大健康产业将在医药健康产业中凸显出越来越显著的优势。面对人民群众日益多样化的健康需求，大力发展中医药健康服务，扩大服务供给，引导消费，一大批适应市场的新产品、新业态成为健康产业新的增长点。中医药与养老、旅游等产业相互融合的趋势进一步凸显，养生、保健、康复等方面的潜力持续释放。

总之，中医药具有贯通一二三产业形成“全产业链”的特性，从以中药材种植为核心的农业、以中药产业为核心的工业到以医疗养生保健为核心的服务业，全链条上的任何一个环节叠加至所在领域都有可能激活原有格局、产生新型业态，产生增量乘数效应，同时带来摆脱贫困、改善生态等社会效应，在一定程度上有激活经济全盘、推动发展方式转变的作用。

3. 中医药是具有原创优势的科技资源

中医药是拥有自主知识产权的民族医学，在实施创新驱动发展战略中具有重要地位。中医药学虽然古老，但其理念并不落后。在长期与疾病斗争的过程中，中医药形成了自己独特的理论体系和医疗模式，治未病、辨证论治、经络和脏腑等理论、治则和诊疗方法体系，都具有我国特有的原创思维，蕴含着系统生物医学、化学生物学等前沿的科学思想，在许多方面走在西方医学的前面，是我国医药卫生领域科技竞争力的重要体现。如青蒿素类抗疟新药的研究于2011年获美国拉斯克奖，2015年获诺贝尔生理学或医学奖；砒霜治疗白血病，使早幼粒细胞性白血病成为第一种可被治愈的白血病；粉防己碱可能成为治疗埃博拉出血热的有效药物；小夹板外固定、手法复位在骨伤科的运用相比西医具有无法比拟的优势；黄连素、生脉针、丹参片、板蓝根等成为临床疗效显著的常规用药。回望近年来的国家科学技术进步奖，可以看到中医药在治疗红斑狼疮、帕金森病、糖尿病、肺癌、抑郁症等重大疾病和疑难疾病领域取得了一系列突破性成果。全国政协委员、国家中医药管理局科技司司长曹洪欣研究员认为，中药的原创优势资源主要体现在四个方面：一是几千年基于实践形成的中药性味功效理论，是防治疾病的基础。二是基于疾病变化规律形成的经典名方，其整体调节与多靶点作用，安全有效。三是中药配伍应用后，产生新的化学成分，形成新作用。四是中药配伍进入人体，经代谢产生新的治病物质基础。这些都是中药原创优势科技资源的不竭源泉。

从历史走向未来，我们需要进一步增强民族自信，勇攀医学高峰，大力开展中医药科技创新研究，推动、产生一批原创性、具有重要国际影响的重大科研成果。

4. 中医药是优秀的文化资源

作为优秀的文化资源，中医药是我国文化软实力的重要体现。习近平总书记指出："中医药是打开中华文明宝库的钥匙。"中医药蕴含着深厚的哲学思想、文化知识与经济社会资源，凝聚着丰富的中华传统文化精华，是中华民族的血脉和灵魂。中医药理论的形成与发展及其历代名著的问世，既汲取了中华文化的先进理念，又有机地结合了对人的生命与疾病发生发展规律的认识，有效地保障着中华民族的生生不息、繁衍昌盛，为传承和弘扬中华优秀传统文化发挥了重要作用。

全国政协委员、国家中医药管理局科技司司长曹洪欣研究员指出，中医药文化是中医药学发生发展过程中形成的精神财富和物质形态的总和，是几千年来中华民族认识生命、维护健康、防治疾病的思想和方法体系，是中医药理论与实践的内在精神和学术基础，充分展示了中华优秀传统文化的当代价值与世界意义的精髓。如中医认为人体内外是一个有机的整体，"天人合一"指自然界和人是一体的，既相互联系又相互影响；"形神统一"是说人不是单独存在的形体，还有“神、魂、魄、意、志”，包括精神、意识、思维活动等；“脏腑和调”即脏腑、气血津液、经络、体窍的协调平衡，共同维持着人体的生命活动。中医诊疗理念不是对抗治疗，而是讲究中和、协调人与自然、形体与精神和脏腑气血经络的平衡，调动人体自身的抗病能力而防病治病。如中医治疗肿瘤，不仅是单纯抗肿瘤，而是调动人体的正气抑制肿瘤发展，实现带瘤生存、提高生活质量，这是中医药文化和西医治疗理念的根本不同。中医药文化的内涵还贯穿于其理论与实践之中，如中医学治未病的早期干预思想、以人为本的个体化诊疗模式，以及整体调节、扶正祛邪、急则治其标、缓则治其本的治疗观念等在防病治病中具有疗效确切、不可替代的作用。

国医大师孙光荣教授认为，蕴含和体现中华文明特色的瑰宝数不胜数，但能担当“打开中华文明宝库的钥匙”的唯有中医药学。因为只有中医药学全面、系统、完整地保有中华文明的核心理念；只有中医药学在基本观念、实质内容、思路方法、表述方式等方面，能够全面、系统、完整地保有中华文明的基因；只有中医药学在凝聚中国古代哲学智慧、健康养生理念、防病治病的理法方药等方面，能够全面、系统、完整地保有中国古代科学的成果。因此，作为打开中华文明宝库的钥匙，中医药学将成为中华文明复兴的开路先锋，助力社会主义文化强国的建设。

5. 中医药是重要的生态资源

建设生态文明是关系人民福祉、关乎民族未来的大计，是全面建成小康社会的应有之义，是实现中华民族伟大复兴的中国梦不可或缺的有机组成部分。作为重要的生态资源，中医药蕴含着底蕴丰富的生态思想。中医药“天地一体、天人合一、天地人和、和而不同”的思想，与生态文明的理念一致。中药材种植还可以与实施生态修复工程、增强生态产品能力、治理水土流失等相结合，在生态建设上直接发挥作用。

四、新时代要焕发“五种资源”的新活力

充分发挥中医药的独特价值，就是要把中医药作为独特的卫生资源、潜力巨大的经济资源、具有原创优势的科技资源、优秀的文化资源和重要的生态资源，放到国家命运、民族前途、群众利益的战略高度去谋划，融入经济社会发展全局、卫生计生改革发展大局中去推进，使中医药在深化医改、维护人民健康、改善民生中的作用越来越重要，在服务经济社会、转变经济发展方式、推动经济发展中的作用越来越凸显，在推进科技创新、保护知识产权、保持科技原创优势中的作用越来越关键，在弘扬中华传统文化、推进文化强国战略、促进国际文化交流中的作用越来越突出，与保障节能环保、保护生态环境、推进生态文明建设的联系越来越密切。

1. 要进一步发挥中医药防病治病特色在构建中国特色基本医疗制度中的作用，深化医药卫生体制改革，加快推进“健康中国”建设

近年来随着新一轮医改的深入推进，使得“看病难、看病贵”问题大为缓解，“人人享有基本医疗卫生服务”的目标初步实现，人民群众的健康有了初步保障。中医药因为具有“副作用小”“疗效好”“价格相对便宜”等特色和优势，在新医改中发挥了重要作用。随着“健康中国”战略的稳步推进，人民群众在全面建成小康社会中激发出的多层次、多样化的健康服务需求，将进一步释放中医药健康服务的潜力和活力。中医药注重整体观、追求“天人合一”、重视治未病、讲究辨证论治，符合当今医学发展的方向，适应疾病谱的变化和老龄化社会的到来，也为中医药振兴发展带来广阔前景。坚持中西医并重，传承发展中医药事业，努力构建现代医学体系，探索和完善中国特色基本医疗制度，不仅是从国家医疗卫生制度层面为世界贡献中国智慧，更是从生命健康领域为人类作出突破性贡献。

对于如何发挥中医药在维护和促进人民健康中的独特作用，《中共中央　国务院关于促进中医药传承创新发展的意见》中给予了具体

措施安排，提出了愿景目标。

（1）彰显中医药在疾病治疗中的优势。加强中医优势专科建设，做优做强骨伤、肛肠、儿科、皮科、妇科、针灸、推拿以及心脑血管病、肾病、周围血管病等专科专病，及时总结形成诊疗方案，巩固扩大优势，带动特色发展。加快中医药循证医学中心建设，用3年左右时间，筛选50个中医治疗优势病种和100项适宜技术、100个疗效独特的中药品种，及时向社会发布。聚焦癌症、心脑血管病、糖尿病、感染性疾病、老年痴呆和抗生素耐药问题等，开展中西医协同攻关，到2022年形成并推广50个左右中西医结合诊疗方案。建立综合医院、专科医院中西医会诊制度，将中医纳入多学科会诊体系。建立有效机制，更好发挥中医药在流感等新发突发传染病防治和公共卫生事件应急处置中的作用。

（2）强化中医药在疾病预防中的作用。结合实施“健康中国”战略，促进中医治未病健康工程升级。在国家基本公共卫生服务项目中丰富中医治未病内容，鼓励家庭医生提供中医治未病签约服务，到2022年在重点人群和慢性病患者中推广20个中医治未病干预方案。大力普及中医养生保健知识和太极拳、健身气功（如八段锦）等养生保健方法，推广体现中医治未病理念的健康工作和生活方式。

（3）提升中医药特色康复能力。促进中医药、中华传统体育与现代康复技术融合，发展中国特色康复医学。实施中医药康复服务能力提升工程。依托现有资源布局一批中医康复中心，加强中医医院康复科建设，在其他医院推广中医康复技术。针对心脑血管病、糖尿病等慢性病和伤残等，制定推广一批中医康复方案，推动研发一批中医康复器具。大力开展培训，推动中医康复技术进社区、进家庭、进机构。

2. 要进一步发挥中医药绿色生态、原创优势突出、产业链长、促进消费作用明显的特点，为供给侧结构性改革提供新的经济增长点

从经济角度，中医药给了中国推动国内经济发展方式转变和领导全球健康产业的一次战略机遇。自工业革命以来，各国陆续进入西方主导的现代化进程，而当人们的物质生活极大丰富时，人们的健康问题日益凸显，进而催生了全球需求巨大的健康产业。而现代医学发展的困境，给予了恰能弥补西医之不足的中医药发展以机遇。最好的医学是中西医互补的医学，最完善的健康保障是中西医融合的保障体系，因此，当下中医药发展虽然不足，却也注定了未来健康产业的巨大增长点在中医药而不是西医药。围绕这样一个潜力巨大的健康产业，从农业和林业的中药材种植、加工，到工业的中药生产，到服务业的中医药流通、中医药旅游、中医医疗、中医养生、中医养老、中医药教育培训、中医药服务贸易等，形成贯通一、二、三产业的“全产业链”。我国作为中医药原创国，可以预见中医药在创新发展的同时，与西医药融汇，随之带来的医药产业、医疗产业、养生产业、健康装备业、健康养老业、健康旅游业、服务贸易业等，将成为国内经济发展潜力巨大的新增长集群，助力经济结构优化和发展方式转变。

近年来，我国中药工业总产值一直呈高速增长，从1996年的234亿元到2017年的8000多亿元，同时，也催生了中药大健康产业，包括中药工业、中药农业、中药商业、中药保健品和食品以及日化用品等，2018年中药大健康产业已经达到2万亿元的规模。新型大中药产业具有重大的综合效益，能优化工业农业产业结构，增加城镇就业岗位，推动农民就地就业，增收脱贫致富，还能促进生态环境的保护。中医药产业作为“潜力巨大的经济资源”，也是“精准扶贫”实现贫困山区脱贫致富的重要手段。中药材广植于我国贫困地区，中药材种植成为农村贫困人口收入的重要来源之一。建立以提高质量、促进增收脱贫为核心的中药材产业扶贫机制，是调整农业结构、增加农民收入、促进生态文明建设、打赢脱贫攻坚战的重要举措，是推动中医药振兴发展和“健康中国”建设的重要内容。国家中医药管理局计划通过引导百家药企在贫困地区建基地，发展百种大宗、道地药材种植、生产，带动农业转型升级，建立相对完善的中药材产业精准扶贫新模式。到

2020年，贫困地区自我发展能力和脱贫造血功能持续增强，实现百万贫困户稳定增收脱贫。

3. 要进一步发挥中医药作为我国最具原始创新的科技资源的优势，为提升我国医疗卫生领域的科技竞争力作出积极贡献

国内外的长期实践已经反复证明，现代生命科学所遇到的诸多困难和挑战，有些将从中医药学中找到解决的思路和方法。我们要充分认识中医药理论与实践对当代医学发展的启示作用和贡献，对中医药理论要自信，要自觉应用中医药理论指导临床实践，提高中医药在医药卫生保健中的贡献度。要打破行业和单位界限，加强传统中医药和现代科技的交叉融合，加强多学科、跨学科的研究。要运用现代科学技术和传统中医药研究方法，深化中医基础理论、辨证论治方法研究，开展经穴特异性及针灸治疗机理、中药药性理论、方剂配伍理论、中药复方药效物质基础和作用机理等研究，建立概念明确、结构合理的理论框架体系。要加强对重大疑难疾病、重大传染病防治的联合攻关和对常见病、多发病、慢性病的中医药防治研究，形成一批防治重大疾病和治未病的重大产品和技术成果。要综合运用现代科技手段，开发一批基于中医理论的诊疗仪器与设备。要探索适合中药特点的新药开发新模式，推动重大新药创制。要鼓励基于经典名方、医疗机构中药制剂等的中药新药研发。要针对疾病新的药物靶标，在中药资源中寻找新的候选药物。

4. 要充分发挥中医药事业发展与中华优秀传统文化复兴同向同行的作用，为建设文化强国提供不竭动力和源泉

中医药是中华优秀文化的宝贵资源。中医理论与实践几千年的发展过程，不断汲取历代中华文化精华，有效地与人的生命与疾病防治规律相结合，形成了人文科学与生命科学相融的系统整体的医学知识体系。中医药学把中华优秀文化与健康维护的实践有机结合，升华了中华文化内涵，形成了鲜明的中医药文化特色。作为中华优秀传统文化的杰出代表，中医药是打开中华文明宝库的钥匙，传承发展中医药的社会意义已然超出医学范畴，成为中华传统文化重构中华民族现实社会结构和精神意识家园的重要载体。走向国际舞台，中医药是中西文明对话的窗口。西学东渐对中华文化的冲击，使国人失去民族文化的自信与自觉。而中医药以包容的胸怀，通过中西汇通、中西医结合吸取西医学的科学理念，不但没有被西医淹没，在现代化的新时代，其理论与实践不断丰富发展，并自觉走向世界，在服务人类健康的实践中逐渐被世界人民所认可而发挥其应有作用。实施“走出去”战略和推动“一带一路”建设，中医药国际交流与合作不断深入，将为促进人类健康作出更大贡献。

5. 要充分发挥中医药的生态智慧，使中医药成为解决一些地方贫困和生态问题的良方

中药材生产离不开青山绿水，中药材发展可以造就金山银山。越来越多的地方特别是中西部欠发达地区，以加强中药资源保护与合理利用为契机，推动中药材规范化、规模化、集约化种植，带动地方绿色经济发展，促进生态环境修复。目前，在我国500余种常用中药材中，大约300种已经实现了人工种植。据不完全统计，2017年全国中药材总种植面积已经达到6799.17万亩，实现了中药产业持续发展与生态环境保护的良性互动。中医药特色旅游也成为生态旅游产业发展的重要增长点。中医药健康旅游产业，是以独特且底蕴深厚的中医药资源为载体，以传承弘扬和创新发展传统中医药为目标，同时与传统自然观光旅游产业及健康服务产业相统一并融合的新产业，它的兴起和发展是人们健康意识观念的逐步改变与增强，以及追求健康养生的潜意识推动的结果，将极大地改变人们对生态环境保护重要性的认识。

第三节

中医药在治未病、重大疾病治疗、疾病康复中具有重要作用

《中医药发展战略规划纲要（2016—2030年）》提出要“发挥中医药在治未病中的主导作用，在治疗重大疾病中的协同作用，在疾病康复过程中的核心作用。”中医药的“三个作用”是满足人民群众健康需求的根本要求。具体来说，发挥中医药在治未病中的主导作用，就是要坚持预防为主，在健康评估、预测、干预等方面提升核心竞争力，在疾病预防控制方面发挥骨干作用、龙头作用；发挥中医药在重大疾病治疗中的协同作用，就是一方面要努力提高中医药防治重大疾病的能力与特色，另一方面要强化中西医临床协作，开展联合攻关；发挥中医药在疾病康复中的核心作用，就是要增加中医药康复服务供给，使中医药成为疾病康复的首选和重要手段。

面对多重疾病威胁并存、多种健康影响因素交织的复杂局面，树立大卫生、大健康理念，从以治病为中心转变到以人民健康为中心势在必行，中医药在其中大有可为。充分发挥和彰显中医药特质，推动解决“看病难”“看病贵”问题，充分发挥中医药的“三个作用”，进一步提高中医药的服务能力，完善和优化覆盖全生命周期的中医药服务体系，是中医药学作为中国古代科学的瑰宝，留给我们探索医改中国式办法的一条独特道路。

一、发挥中医药在治未病中的主导作用

1. 治未病的主要范畴

治未病的主要范畴有广义和狭义之分。从学术层面来讲，主要包括未病先防、欲病救萌、既病防变和瘥后防复四大内容，即广义的治未病；从具体实践层面来讲，治未病更多地要着力于未病先防和欲病救萌两大内容，即狭义的治未病。

2. 发挥中医药在治未病中的主导作用的主要内涵与具体体现

中医药养生文化蕴含着丰富的哲学智慧，经过历代医家的总结在深度与广度上不断丰富与完善；同时中医药学具有众多效法自然的养生方法，且这些养生方法简便易行，融入生活。中医药学在治未病的理论体系构建和实际实践应用中体现了得天独厚的优势，在具体的治未病工作中一直且应当一如既往地发挥主导作用。

充分发挥中医药在治未病中的主导作用，构建起覆盖人们“生长壮老已”全生命周期的中医药健康服务体系，服务“健康中国”建设。“上工治未病，不治已病。”“良医者，常治无病之病，故无病。”预防是最经济有效的健康策略，治未病是中医药的特色优势。要认真总结中医治未病健康工程实施10年来的经验和做法，查摆制约治未病发展的关键问题和核心症结，同时创新服务模式，健全标准规范，打造中医治未病健康工程的“升级版”，切实做到关口前移，让老百姓不生病、少生病。

3. 发挥中医药在治未病中的主导作用的主要策略与措施

（1）发挥中医药在治未病中的主导作用的主要策略

要充分运用“中医＋”思维。所谓“中医＋”思维，是指在充分认知中医学特质、遵循中医学发展规律的基础上，通过中医药学科内部的整合及中医药学外部与其他学科的广泛交叉，来推动中医药行业进一步夯实学科基础、巩固学科特色、稳定学科核心而回归本色。发挥中医药在治未病中的主导作用，要进行“中医药学科内部+”和“中

医药学+X”：既要整合中医药领域的内部学科，在原有分科的基础上实现治未病学与中医药其他学科内部交叉乃至必要的融合；又要充分吸纳其他学科的优秀成果，将中医药学与其他学科进行多学科交叉，从真正意义上打破学科的传统壁垒。

要推进中医药六位一体+国际交流与合作。要实现中医药与医疗、保健、科研、教育、产业、文化“六位一体”，形成多元化、多层次和功能齐全、覆盖面广的中医医疗服务和非医疗养生保健服务体系，治未病相关的科研体系，人才培养体系，大健康产业发展与中医治未病文化传承与传播体系。在此基础上，借助我国“一带一路”倡议规划，加强与沿线国家的交流与合作。

要把握国家政策，突出中医特色。在国家一系列大力发展中医药和推动健康服务业发展的政策基础上，全面发展中医治未病服务，坚持有所为，有所不为，充分发挥中医特色、时代特色、地域特色、行业特色。

要实现现代信息技术多渠道互通。实践智能化、信息化、国际化合一的“3i”精神，积极发挥多媒体、大数据、互联网等现代信息技术在中医药诊疗及文化知识传播中的优势，实现中医药现代化，促进中医药文化跨越式发展，帮助民众了解、认识中医。

（2）发挥中医药在治未病中的主导作用的措施

搭建治未病服务平台。要进一步加强医疗机构治未病科（中心）建设，深化开展基层医疗机构治未病建设工程；鼓励社会力量举办规范的中医养生保健机构，推动中医养生保健机构规范化、规模化发展；发挥行业组织在行业咨询、标准制定、人才培养和第三方评论等方面的重要作用，鼓励各地建立中医养生保健服务行业组织；依托全民健康信息化工程，加强中医健康管理信息化建设。

进行治未病能力建设。要制定治未病服务规范与标准；进一步加强治未病重点专科建设，发挥治未病重点专科的技术引领作用；在基本公共卫生服务中拓展治未病服务内涵，逐步完善各类治未病服务机构与公共服务机构协同工作机制；开展中医治未病适宜技术推广活动，通过进机关、进学校、进社区、进乡村、进家庭等方式，引导居民学习和开展常见疾病的自助干预。

加强治未病人才建设。要制定中医养生保健人员标准规范；在全国中医医院、中医药院校、中医健康管理机构中，筛选建设一批中医治未病培训基地，组织开展各级医养机构治未病服务人员的理论和实践技能培训；推进中医药院校开设治未病专业，培养治未病专业人才；建立符合治未病科（中心）长远发展的人才培育机制，试点开设治未病职称评定分类。

推动治未病学科建设。要深化治未病理论研究，科学归纳、总结既往的治未病相关理论研究成果与实践经验；开展他助与自助中医治未病干预技术方法的研究，加强治未病产品研发与技术转化，强化应用性研究；推动治未病服务大数据分析与评价平台建设，对治未病服务信息平台的数据进行挖掘，建立科学评价治未病服务效果的手段和方法。

完善治未病服务与管理模式建设。要支持与鼓励构建“养联体”，探索公立医院治未病科（中心）、基层卫生服务机构、妇幼保健院、养生保健服务机构中的治未病服务新业态和新模式；探索中医治未病与康复、养老、文化、旅游等产业融合发展的新模式；探索社会健康管理组织与中医医疗、体检、护理等机构合作机制；鼓励治未病服务支付新方式，探索融健康文化、健康管理、健康保险为一体的中医健康保障模式；积极参与“一带一路”建设；充分利用“互联网+”等新兴业态，发展以“一带一路”沿线市场需求为导向的中医养生保健服务贸易。

探索治未病文化建设。要着力提高我国公民中医养生保健素养，开展形式多样的中医药养生文化科普宣传和治未病服务体验活动，普及中医养生保健基本理念、知识和技能，提升公民健康水平；开展中医传统运动推广，加强中医养生保健与体育事业的协同发展，提高全民自主健身的意识和能力；开展治未病文化进校园工程，构建能听懂、有特色、重体验的中医药文化阶段课程体系，协助学生培养和建立健康的生活方式及对中国传统文化的兴趣。

二、发挥中医药在重大疾病治疗中的协同作用

1. 重大疾病治疗的主要范畴

根据《中华人民共和国城镇职工基本医疗保险条例》的规定，重大疾病主要包括恶性肿瘤、急性心肌梗死、脑中风后遗症、重大器官移植术或造血干细胞移植术、冠状动脉搭桥术或称冠状动脉旁路移植术、终末期肾病或称慢性肾功能衰竭尿毒症期、多个肢体缺失等36种。

2. 发挥中医药在重大疾病治疗中的协同作用的主要内涵与具体体现

2016年8月19日，习近平在出席全国卫生与健康大会的讲话中指出，“要着力推动中医药振兴发展，坚持中西医并重，推动中医药和西医药相互补充、协调发展。”因此，发挥中医药在重大疾病治疗中的协同作用，一方面要努力提高中医药防治重大疾病的能力与特色，另一方面要强化中西医临床协作，开展联合攻关。

具体而言，在方向及思路上，充分体现中西医协同协作；在协作平台建设上，协作双方成立组织管理架构，建立常态化中西医协作诊疗团队，资源信息充分共享；在协作机制建立上，制度健全，内容丰富，方式可行，操作性强，紧密程度高；在协作重点内容上，从临床入手，针对协作病种发生、发展过程中的某一阶段、关键环节，发挥中西医特色优势，开展中西医协作联合攻关，建立中西医结合疗效评价标准，形成独具特色的中西医结合诊疗方案或专家共识。

充分发挥中医药在重大疾病治疗上的协同作用，在提高医疗水平上下苦功夫、啃硬骨头，力争“看别人看不了的病”，“解决别人无法解决的医学难题”。推进重大疾病中西医协作攻关，提高重大疾病临床疗效，彰显两种医学协同互补的优势。坚持重点带动、品牌引领，建设一批国家级中医中心、区域中医诊疗中心和优势重点专科

群，加强重大疑难疾病、慢性病等中医药防治技术和新药研发，力争产出一批类似“青蒿素”的具有原创性、标志性的重大新药产品。总结中西医结合治疗白血病、急腹症等重大疾病的成果和经验，让中医药的优势发扬光大。

3. 发挥中医药在重大疾病治疗中的协同作用的主要策略与措施

（1）发挥中医药在重大疾病治疗中的协同作用的主要策略

病证结合。根据临床具体情况，如病人、病种、诊疗条件、疗效分析等，按不同的思路，灵活采用中医辨证论治和（或）西医病因治疗，不管哪种方法，都必须以提高临床疗效为目的。

分阶段治疗。针对疾病过程具有阶段性的特征，抓住各阶段病证发展的主要矛盾或矛盾的主要方面，分析中、西医方法在不同阶段治疗上的实际效果以及中西医药配合的疗效优势，灵活运用中、西医方法，彼此有机结合，以取得最佳的治疗效果。

中西医融贯结合。充分了解中、西医理论方法临床运用的优势和不足，使其理论相互渗透，方法彼此借鉴，在医学理论指导下优势互补；或从不同角度配合治疗，发挥协同作用，提高临床疗效。

综合诊治。根据临证实际需要，采用中西医结合治疗，针药并用、内外兼施，综合治疗某些顽、难、重之病症。

（2）发挥中医药在重大疾病治疗中的协同作用的措施

建设重大疑难疾病中西医临床协作平台。围绕中医诊疗具有优势的重大疑难疾病、危急重症，由中医医院重点专科联合综合医院相关重点专科和优势学科共同组建中西医临床协作组，按照“整合资源、优势互补，强强联合、协同攻关，中西融合、提高疗效”的原则，建设重大疑难疾病中西医临床协作平台；充分发挥中西医各自特色与优势，从临床入手，针对重大疑难疾病发生、发展过程中的某一阶段、关键环节，挖掘整理中医药治疗经验和特色疗法，开展中西医结合临床协作，促进服务模式标准化。

建立重大疑难疾病中西医临床协作疗效评价体系。对中西医结合诊疗方案的临床实施进行动态管理，强化对临床病例资料的分析、总结与评估，探索中西医结合、病证结合治疗重大疑难疾病的临床疗效评价方法和评价标准，形成中西医协作防治重大疑难疾病的技术中心及推广应用平台；形成基于循证医学研究、长期随访观察和远期疗效评价的机制和模式，促进协作成果逐步推广应用。

促进临床科研的综合发展。重大疑难疾病中西医临床协作项目不像一般的临床科研项目只强调技术层面的目标要求，定位是“重临床、高门槛、引领性、权威性”，希望通过中西医多学科、全方位协作，形成医疗、教学、科研相结合、协同发展，以提高临床疗效为主要目的。

探索重大疑难疾病的中西医协作人才培养新途径。研究制定西学中、中学西的中西医交叉培养制度，开展中西医领军人才的临床实践对话，明确重大疑难疾病的中西医人员协作职责和任务，形成具有中西医融合思维的中西医协作诊疗团队，实现人员协作常态化。

创新重大疑难疾病的中西医临床协作机制。创建中医临床诊疗团队和西医临床诊疗团队的协作诊疗互动机制，建立中西医人员紧密协作的会诊、联合门诊、联合查房、联合病例讨论、学术联合、中西医科室负责人交叉任职等协作模式与医疗制度，为患者提供一站式中西医协作综合诊疗服务，提高疾病治疗难点处理能力，促进运行机制制度化。

研究重大疑难疾病的发生发展规律。发挥中西医各自优势，坚持以人为本的理念，多学科、全方位协作，形成医疗、教学、科研相结合，从预防、治疗到康复的中西医协作防治重大疑难疾病诊疗体系，推动中西医临床协作机制建设和服务模式创新，促进中西医协同创新发展。

三、发挥中医药在疾病康复中的核心作用

1. 疾病康复的主要范畴

疾病康复是指伤病之后通过各种诊疗和调养手段，帮助人体功能和活动能力恢复或改善、疾病状态减轻、健康水平提升的过程。

2. 发挥中医药在疾病康复中的核心作用的主要内涵与具体体现

充分发挥中医药在疾病康复中的核心作用，让中医药特色康复在缩短病程、提高生活质量方面彰显优势。手术后内服汤药调理，辨证施针减轻脑卒中患者后遗症……针灸、推拿、导引等中医康复手段正越来越受患者欢迎。要尽快实施中医药特色康复服务能力提升工程，布局建设一批中医康复区域诊疗中心，推进三级中医医院普遍设置康复科，满足人民群众日益增长的中医药特色康复服务需求。

发挥中医药在疾病康复中的核心作用，就是要在康复诊断、功能状态的评估、重大疾病康复方案的制定以及结局评价中增加和突出中医药康复服务供给，使中医药成为疾病康复的首选和重要手段。

中医药通过多靶点、多途径干预病理过程，可以减少疾病康复过程中可能出现的生活能力和生活质量的下降以及对公共医疗卫生系统产生的负担。同时，针灸、推拿、导引等中医非药物综合干预在疾病康复尤其是慢性病康复中优势明显，可从患者整体功能与活动能力改善、疾病状态减轻、药物依赖减少、健康状态提升的康复结局评价中得以体现。

3. 发挥中医药在疾病康复中的核心作用的主要策略与措施

（1）发挥中医药在疾病康复中的核心作用的主要策略

充分运用“中医＋”思维。中医药康复的独特优势在于整体康复与辨证康复相结合、形体康复与情志康复相结合、自然康复与药物康复相结合。要整合中医药领域的内部学科，在原有分科的基础上实现康复医学与中医药其他学科内部交叉乃至进行必要的融合；同时与其他现代医学学科融合，证明中医药康复效果。

打造医-康-养联合体。支持各级中医医院发挥技术优势，与区域内康复机构、养老机构、社区和乡镇卫生服务机构建立协作关系，推动综合医院开展中医特色康复医疗、护理服务，加强养老机构中医特色康复医疗供应，从而推动和深化医-康-养联合体构建。

把握国家政策，突出中医特色。把握大健康时代脉搏，在搭乘包括“健康中国”战略在内的国家一系列帮扶康复理疗行业的政策基础上，突出中医药“简、便、廉、验”的特色，从国家战略层面推进中医药在疾病康复中的核心作用。

中医药特色康复现代化。中医药特色康复的发展必须依托日益成熟的互联网、大数据等现代信息技术。移动医疗因符合慢性病治疗需要持续观察和康复的特点，应当且将会成为慢性病康复领域和社区居家养老不可或缺的手段支持，而慢性病康复和居家养老也会因其用户黏性成为移动医疗领域举足轻重的一环。

（2）发挥中医药在疾病康复中的核心作用的措施

建立中医药康复疗效评价体系。实施中医药特色康复服务能力提升工程，建立中医药康复疗效评价体系及长期有效的随访机制，从而推动中医药康复临床服务能力的建设。重视人整体功能的改善，通过在疾病早期介入中医康复治疗，同时开展中医康复结局评价，从整体功能与活动能力恢复的情况，从康复流程、质量与效率的角度来衡量中医康复技术的有效性和合理性，进而评价中医在疾病康复中的综合效应。

推进二级以上中医医院设置康复科。推进二级以上中医医院设立符合标准的康复科，并配置先进的康复设备和技术以及健全的管理体系。在医院提供早期、专业的中医特色康复医疗服务，开展相关疾病床旁早期康复医疗，促进中医药在疾病康复中的全科化。

鼓励有条件的医院探索发展中医重症康复，为残疾、工伤、病后康复等人群提供中医药特色康复服务，建立标准化重症康复区，创建一批中医特色康复示范基地。

布局建设一批中医康复区域诊疗中心。布局建设一批中医康复区域诊疗中心，大力发展并推广适合于社区特点的中医康复共性技术及小型化、专业化中医康复设备，充分发挥中医在基层社区康复中的作用；支持社会力量举办规模化的中医康复机构，培育技术成熟、信誉良好的中医康复连锁集团。同时大力发展非药物疗法等中医康复技术，从而拓展中医特色康复服务的广度和深度。

加强中医康复专业技术人员的培养。鼓励中医药高等院校积极开展中医康复专业的学科建设和人才培养，推进中医药康复人才认证体系的构建，积极加强中医康复专业各个层次人才的学科理论和康复技术水平，推动形成研究生、本科、专科及继续教育4个人才梯队。

构建中医药康复服务标准和规范体系。促进中医技术与康复医学融合，完善康复服务标准和规范，制定各类中医康复专业技术人员能力标准、培训大纲、考核内容、师资要求、培训基地标准，推动各级各类康复机构开展中医特色康复医疗、训练指导、康复护理等服务流程的规范化。

优化慢性病院后中医健康管理流程。疾病尤其是慢性病康复是一个长期的过程，而慢性病康复正符合中医药固有的优势。中医所倡导的健康合理生活方式和中医药有效的康复方法更适合慢性病患者的长期养复。优化慢性病院后中医健康管理流程，将中医药特色康复融入疾病三级预防，从而不断改善机体功能和活动能力，增进健康状态，减轻疾病影响。

发挥中医药在“健康中国”建设中的作用，就应该发掘中医药在“全方位全周期保障人民健康”方面的优势。中医药是由我国独创的一门自然学科，体现了医学和人文的结合，是人与自然、形体与精神意识的和谐统一的系统整体的医学知识体系。因此，我们要充分发掘祖先留下的宝贵中医药知识在养生保健、疾病防治、健康养老、疾病康复等方面的优势作用。比如中医养生与治未病的早期干预。中医对人的诊治是一个动态平衡的过程，强调根据内在脏腑功能的变化对人体整体进行调节，以达到平衡的状态，而不是头痛医头、脚痛医脚。更为重要的是，中医讲究辨证论治，是根据人体的精神意识、思维活动、肌体外在表现、舌象脉象等进行个体化诊疗。通过倡导养生保健、个体化诊疗，能够有效帮助人们防止人体从亚健康向疾病转变，将慢性病控制在发病前，将感染疾病控制在感染前，从而实现不得病、少得病、晚得病、不得大病的目的。

第三章

敢于借鉴

第一节

遵循现代教育规律，夯实中医人才基础

近年来，随着人们对健康服务的需求日益增长，中医药的地位和作用也日益凸显，尤其是十八大以来党和政府把中医药工作摆在更加突出的位置，使中医药迎来了前所未有的发展机遇。

2020年初，新型冠状病毒肺炎（简称“新冠肺炎”）疫情紧急，形势严峻，中医药在此次疫情防治中充分发挥其独特优势和作用，取得了显著成效。截至2月17日24时，全国中医药参与救治的确诊病例已达60107例，占比85.20%，湖北以外地区中医药参与治疗确诊病例的治愈出院和症状改善占87%。这充分表明，中医药正发挥着越来越重要的作用，中医药正日益成为维护人民群众生命健康的重要保障。

在肯定中医药发展的同时，我们也必须承认，中医药发展仍存在不少困难和问题，比如中西医并重方针仍需全面落实，中医药传承和创新仍需加强等。“致天下之治者在人才”，可见最重要的还是中医药人才的培养。中医药人才是中医药发展的根基与支撑，是中医药传承创新的第一资源和不竭源泉。

一、尊重中医人才培养规律

中医的传承发展离不开优秀的中医药人才，而培养和造就适应时代发展需求的高素质中医药人才，高等中医药院校责无旁贷。

从1956年开始，我国先后建立了一大批高等中医药院校，历经几代人的艰苦奋斗，形成了以院校教育为主的中医药高等教育模式，先后培养出了200多万名中医药人才。改革开放以来，中医药的高等教育进入快速发展轨道，一大批中医药高校实现了跨越式发展。但是，我们也必须清醒地认识到，中医药高等教育体系远没有成熟。中医药作为蕴含深邃哲学智慧和中华民族几千年健康养生理念及其实践经验的传统知识与技术体系，其整体性、传承性、经验性及实践性特征尤其突出，中医药人才的成长也有其自身特有的规律。因此，中医药高等教育既要遵循现代教育规律，更要遵循特殊的医学教育规律和中医人才成长规律。只有遵循中医药学科特质与中医药人才成长特有规律，才能造就一大批合格的中医药事业接班人，才能从根本上夯实中医人才基础。

那么，中医药学科有什么特质呢？笔者认为，第一，中医学是一门有着独特理论体系的医学学科，是以认识生命、维护健康、防治疾病为主要内容的学科。第二，中医学是一门蕴含中国传统文化的学科。中医理论体系以传统文化尤其是古代哲学作为主要思维方式，将气、阴阳、五行学说渗透并融入中医学，对中医学方法理论体系的建立具有重要作用。第三，中医学是一门以实践经验为基础的技艺。民间流传的“看病要看老中医”“中医越老越吃香”，反映的正是中医看病需要经过反复临床，不断总结经验教训，才能逐渐掌握诊病、把脉、观舌、用药等技艺。“熟读王叔和，不如临证多”，可见中医医术的获得有赖于反复的临床实践。

中医人才的培养规律应在尊重中医学科特质的基础上衍生，应以遵循中医药人才培养规律为核心，不断探索现代高等教育与师承教育相结合的发展之路，培养一大批具有中医思维、临床能力强、适应新时代发展的高素质中医人才。

1. 以传统文化为前提，注重文理结合、古今贯通

中医是以中华五千年灿烂文化为根基的独特医学体系，其以气一元论、阴阳学说、五行学说等古代朴素唯物主义作为理论模型，以诸子百家学说来阐释人体生理病理，指导临床诊断。同时，中医经典大多字义深奥，若不明句读、训诂则很难读懂。正如徐大椿所言："黄帝、神农、越人、仲景之书，文词古奥，搜罗广远，非渊博通达之人不可学也。"因此，对于中医人才的培养，不但要具备探究自然科学的严谨态度和逻辑思维，还要具备学习研究人文科学的思维和能力，掌握中国哲学思想以及文字、音韵、训诂、校勘等方面的知识。

在中医药人才的培养上，要重视中国传统文化的修为，确立"文理兼修、古今汇通"的人才培养思路。

学校应以"强基础、提能力、重素质"为原则，通过加强传统文化的学习，进一步赋予学生更深厚的文化底蕴和学习继承中医精髓的能力。建立重视传统文化的课程体系和考核体系，开设医古文、中医文化、中国古代哲学基础等课程，同时，学校充分利用第二、三课堂，成立大学生"中医经典协会""乾元国学社"等社团组织，组织开展国学素养知识、汉字文化与知识、"国医节"等一系列活动，进一步增强学生对传统文化的兴趣，加强对传统文化底蕴与内涵的掌握。

2. 以经典研习为基础，注重培养中医思维

"君子务本，本立而道生。"中医之"本"在四大经典。四大经典培养了中医辨证思维，构成了中医药理论的核心内涵，也是中医临床思维及防病治病方法的依据和源头。基础不牢，地动山摇。因此，要掌握中医这门学科，以四大经典为根基的中医理论学习是基础。

《医宗金鉴·凡例》云："医者，书不熟则理不明，理不明则识不精。临证游移，漫无定见，药证不合，难以奏效。"历代名医名家，无不把熟习经典作为一项基本功。只有熟读经典，才能系统掌握中医理论和诊疗体系，才能从本源上把握中医文化的内涵、理论思维和诊疗经验，才能不断地传承并创新中医药。只有将"经典"置于中医药高等教育课程体系的核心地位，才能"把根留住"，才能培养出懂中医经典，熟中医思维的接班人。

以中医经典作为中医药人才培养的基础，加大四大经典理论课程的比例与考核，开展以“读经典、学经典、用经典”为主题的中医经典活动，倡导学生读经典、学经典、爱经典，在熟读经典、博古通今的前提下，再进入临床，突出中医思维方式的培养和中医基本功的锻炼。以读经典、跟临床相结合，医理与诊疗相结合，理论与方药相结合，培养诊疗思维方式，提高临床辨证能力。

3. 以临床实践为关键，注重提高临床水平和辨证论治能力

中医是一门实践性很强的学科。历代名中医无不是“读经典、做临床”，既明道又精术，既熟练掌握中医的经典理论，又熟练掌握识药、针灸、推拿、方剂等中医疗法与技能，还能做到因人而异、辨证论治。因此，中医人才培养必须将经典与临床相结合，一方面通过临床实践加强对中医经典的认识和理解，另一方面通过反复的临床实践，反过来进一步升华中医理论。

在人才培养的过程中，要突出“多临床、早临床、反复临床”理念。一是创建模拟仿真模式，加大实践教学的比例。1997年，湖南中医药大学就在全国最早提出“模拟、仿真”的实践教学思路，创办“模拟医院”“模拟药厂”“模拟法庭”，开办“临床班”等，开辟了全国高等中医院校本科实验教学这一崭新的领域。2018年新修订的人才培养方案，进一步优化了课程体系，加大了实践（见习）课程比例，在实践教学环节中增加了中药技能实训、中医临床思维训练、现代诊疗技能实训以及跟师学习环节，以期达到知识传承与创新、能力与素质的进一步提升。二是实行理论与临床技能相结合的毕业考核模式。自2008年起，参照执业中医师考核办法，建立了以基础理论考试与临床技能考核相结合的新毕业考核模式，取得了良好的效果，起到了“以考促教、以考促学、以考促用”的效果，充分发挥了毕业技能考核的杠杆作用，推进医学生临床教学改革，提高毕业生的临床实践能力。三是构建院校教育与师承教育相结合模式。实施本科生临床实践导师制、拔尖人才班“双导师”制，临床教学实行“院院合一”“医教协同”的管理模式，成建制到附属医院实施临床教学，实现理论教学与临床实践的紧密结合，保证医学生的多临床、早临床、反复临床。以临床拔尖中医人才为试点，积极探索中医药专业院校教育与师承教育相结合的培养模式，建立名、老中医带教本科生机制，设置名医名师临证讲座，开设“湖湘国医大讲堂”“名医大讲堂”，设立国家级、省级名中医工作室，名医带徒、高徒带生，遴选优秀本科生、研究生临床跟师学习，通过与师父朝夕临证，个别指导，口传相授，耳濡目染，逐步领会与掌握中医精华。

中医学以其原创的理论思维、独特的理论体系和丰富的实践经验，不断得到传承与创新。培养高质量的中医药人才，是使中医药学不断发扬光大的关键。只有充分尊重和服从中医人才成长规律，以加强传统文化为前提，以增强中经典理论知识为根本，以提高临床治病能力为关键，才能培养切实传承中医药知识与技能，适应新时代需求的中医药人才。

二、加强学科交叉融合

在现代科技迅速发展的今天，中医药如何与时代同步、科技同步、国际化同步？传承与创新是关键，即在传承中创新，在创新中传承，才能使这门古代科学在现代大放异彩。一是要努力发掘中医文献，使中医药自身理论体系继承发展；二是要在中医药理论指导下，运用各种现代科技手段挖掘中医药精髓；三是要推动中医药与人文、社会、科技等多学科的交叉与融合，推动中医药现代化、产业化；四是要在现代医学理论视角下研究中医药，推进中西医结合。因此，对于中医人才的培养，我们既要强调中医经典的学习和中医思维的培养，又要注重学生对现代医学知识的掌握，树立中医药学与其他学科交叉融合的理念，创新中医药，加强中西医汇通，实现中西医“两手抓”“两手都要硬”。

1. 中医药学科内部的交叉融合

中医药学科内部的交叉融合主要指整合中医药领域的内部学科，在原有分科的基础上实现学科内部交叉乃至必要融合。比如，在中医治未病思想和亚健康学基础上形成中医亚健康学；在整理地方中医药古籍的基础上，结合地域特色，深入研究不同地域的中医药文化特色，形成地方中医药文化学；结合社会对养老、保健、养生、康复的需求，衍生出中医养老学、中医养生学、中医康复学等；以中医理论为指导，研究人类体质特征、体质类型的生理、病理特点，指导疾病预防、治疗形成中医体质学。

这些中医药学科内部的交叉融合研究，实际上是在中医药学的基础上，结合社会需求，打破学科内部的藩篱，进一步深入、细化研究中医药学，是对中医药学的进一步深化、拓展、延伸，是多方位、立体化促进中医药学的发展与创新。

2. 中医药学与现代医学的交叉融合

中医药学与现代医学属于两种医学体系，源于东、西方两种文化，中医讲究整体观念、辨证论治，西医注重局部、形态、结构的具体研究，两者的理论体系、诊断思维、治疗思维等都大不相同，但又绝非对立，而应相互促进、相互补充。

毋庸置疑，中医药的现代化、产业化必将无法回避与现代医学的关系，中医药应以开放包容的心态，充分吸纳现代医学及相关学科的技术与方法，为我所用；应该在保持中医药学科特色、学科思维的基础上，走中西医结合之路，坚持优势互补、病证结合、求同存异，不断丰富中医药学科内涵。比如，在临床上，许多中医已开始自觉地运用中西医结合的方法进行诊治，产生了中西医结合外科学、妇科学等；在科学研究上，中医药学与现代生物化学、生理学、病理学、药理学、药物化学、分子生物学、组织胚胎学等研究的方式方法结合，产生了药物方剂、生理、病理等领域的科研成果；在人才培养上，中医药院校的学生不仅要精通中医四大经典等传统中医药理论，还要掌握影像诊断学、细胞生物学等现代科学技术。中医药学与现代医学及相关学科充分交叉融合既是历史的选择、时代的要求，也是中医药保持其旺盛生命力的缘由之一。

3. 中医药学科与其他学科的交叉融合

第一，与人文社会科学的交叉融合。中医药学凝聚着深邃的哲学智慧，其对于现代社会仍有重要的理论指导和现实借鉴意义，其与人文社会科学的诸多学科存在着交叉、互补。学者们纷纷从不同视角研究中医药学，比如从传播学、社会学、管理学等角度，研究中医药对外推广、国际传播、互联网+中医药，研究中医医院与医药企业文化管理、研究中医药法律体系等形成中医人文学；从伦理学视角，挖掘中医药传统医德伦理思想，立足解决医患矛盾，研究中医道德评价与行为选择等形成中医伦理学；从哲学的视角，解释中医药学理论的产生与构建，探寻中医的哲学基础、哲学思维等形成中医哲学；从文化的视角，研究中医药学的社会文化背景、思想文化内涵、思维方式、价值观念、哲学思想、人文精神、文化功能、文化特征等形成中医文化学。

这些新兴交叉学科以其他人文社会科学的研究方法与视角，寻求中医药学与其他人文学科的交叉点、融合点，更加全面化、系统化、多样化地展开中医药研究，为解决时下突出的社会问题、哲学问题、文化思想问题等提供丰富的思路与方法，是中医药学服务社会、服务人民群众的有效方式，为中医药学的发展注入了当代社会新的活力与动力。

第二，与其他自然科学交叉融合。在中医药学基本理论的指导下，应用自然科学的方法与理论，结合其他自然科学与现实生活的需要，产生了一系列交叉学科。如：将中医学与心理学结合形成中医心理学；以概率论和数理统计为原理和方法，对中医疾病的症候、预防、治疗等进行探索形成中医统计学；利用现代自然科学和工程技术的原理方法研究中医学基本理论、机制和体系的中医工程学；与信息学交叉，基于动态现象运动规律理论，研究中医药领域信息现象和信息规律而形成中医信息学；应用光子学理论与光子学仪器设备对中医学诊断、治疗、预防、康复、保健等方面的方法和效应进行定性、定量研究，揭示光子运动规律的中医属性，形成光子中医学；运用心理学、物理学、美学及康复学等多学科交叉理论，通过病人参与、选择音乐来达到治疗疾病和康复目的，形成中医音乐疗法；运用中药学、中药药理学、药剂学、数学、计算机学等，研究中药的有效成分、有效部位及给药后中药的位置、数量、疗效与时间的关系，产生中药药代动力学。可见，随着自然科学的不断发展，在继承中医药精华的基础上，运用现代研究方法与手段，运用现代科学技术，中医药与其他学科的交叉将不断涌现，中医药现代化进程将不断推进。

中医多学科研究是实现中医药现代化的必由之路。自20世纪80年代提出至今，中医多学科研究领域已涉及哲学、生物学、心理学、系统论、控制论、信息论、天文学、数学、热力学、地质学及物候学等多个学科，创建了一批中医学与其他学科交叉结合的新兴分支学科，取得了丰硕成果。透过多学科研究中医传统的、独特的理论及其丰富的临床经验，探索其规律，揭示其本质，可以使中医理论得到更加严密的科学论证，形成更加先进的科学体系，并有力地指导临床实践。

三、促进现代高等教育与师承教育结合

中医药教育事关人民群众健康福祉，事关中医药事业传承发展。为贯彻《中共中央　国务院关于深化医药卫生体制改革的意见》，自2014年起，国家中医药管理局启动实施中医住院医师规范化培训工作，深化医教协同，着重中医临床思维培养，加快培养中医临床专业人才。2018年，国家中医药管理局印发《关于深化中医药师承教育的指导意见》，明确提出构建师承教育与院校教育、毕业后教育和继续教育有机结合，贯穿中医药人才发展全过程的中医药师承教育体系，基本建立内涵清晰、模式丰富、机制健全的中医药师承教育制度，发

展中医药师承教育的良好氛围逐步形成。

1. 中医药传统教育方式：师承教育

中医药历经两千余年的发展，名师名医灿若星辰，学术流派为数众多，学术思想薪火相传，其根本就在于中医的教育。

中医药传统教育方式指中医药师承教育。师承教育最早应从《黄帝内经》中岐伯、黄帝师生间的问答算起。从师而成，代有才人的佳话在我国古代中医领域中比比皆是。汉代前已有师承授受的记载，如《史记·扁鹊仓公列传》载有扁鹊学医于长桑君，而弟子又有子阳、子豹等人；太仓公淳于意学医于公乘阳庆与公孙光，其弟子有宋邑、高明、王禹、冯信等。现代也有许多中医以师承方式成为名家，如北京名医关幼波学自家传，其父关月波即其师；南京名医叶橘泉，17岁拜在张克明先生门下学医；沈阳著名针灸学家彭静山，曾先后拜过4位师父等。王琦教授在《师承论》一文中，将古代中医师承分为业师授受、家学相传、私淑遥承等，认为师承之教以“诵、解、别、明、彰”为法，受业师或家传之学熏陶，以多诊识脉、恒于临证为基础，通过揣摩、领悟而积累医学知识。

中医药师承教育是独具特色、符合中医药人才成长和学术传承规律的教育模式，是中医药人才培养的重要途径。发展中医药师承教育，对发挥中医药特色优势、加强中医药人才队伍建设、提高中医药学术水平和服务能力具有重要意义，是传承发展中医药事业、服务“健康中国”建设的战略之举。

（1）师承教育的优势。有利于提高学生的临床实践能力，学生在实践中能够形成辩证思维。师承教育更加注重学生临床实践能力的培养，在实践过程中，学生形成辩证思维，通过观摩教师的治疗手段以及治疗思想，能够传承到中医不同的思想理论。此外，学生可以更多地接触患者，并亲身参与到实践中，有利于学生验证自己的思维，也有利于学生实践能力的提升。

（2）师承教育的不足。师承教育中会注重学术保护，在此思想限制下，学生不能广纳众家之言，从而限制了学生的发展。师承教育教学模式不固定，教学内容以及方法均受到教师喜好的影响，不利于人才的培养。师承教育缺乏资金支持，教师力量过于薄弱，难以在教育规模和学术创新方面做出突破或是扩大。还有，只进行中医教学而忽略西医教育，和当前的临床发展不相符，也和如今的医师资格考核制度相脱轨。

2. 中医药现代教育方式——院校教育

中医药现代教育方式指中医药院校教育。我国最早的医学教育起源于南北朝时期，太医令秦承祖于刘宋元嘉二十年（443年）奏请朝廷创办医学教育机构以教授学生，这是我国古代医学院校教育的开端。至唐代，在京都长安建立“太医署”，是世界上最早的大型医学专科学校，在我国古代医学教育史上具有重要的地位。此后，元宋明清医学教育大致沿用前朝模式，称之为“太医局”“太医院”。这种教育模式虽开创了院校教育的先河，但此种教育模式主要是为宫廷输送中医人才，民间的中医人才培养主要还是以师承为主。

新中国成立以来，中医药高等教育从无到有、从弱到强，实现了跨越式发展。自1956年国务院批准设立北京、上海、广州、成都4所中医学院以来，中医药高等教育已经走过了60余年的发展历程，教育规模不断扩大，学科专业结构不断优化，教育改革不断深化，教育质量不断提升。截至2016年，全国有高等中医药院校42所，其中独立设置的本科中医药高等院校25所，设置中医药专业的高等院校238所。硕士授予权单位46个，博士授予权单位17个。院校教育已成为中医药高等教育的主体，实现了由传统教育方式向现代教育方式的转变，初步形成了以院校教育为主体，多层次、多类型协调发展的办学格局。至今，中医药高等教育已培养出200多万名中医药专门人才，充实到中医医疗、保健、科研、教育、产业、文化及对外交流与合作等各个领域，支撑促进了中医药事业的发展，并在积极服务“走出去”和“一带一路”倡议中，成为传播中医药文化和中华文化的重要使者。

（1）院校教育的优势

随着全国一大批高等中医药院校的建立，招生规模不断扩大，实现了培养人才的规模化。高等中医药院校从专业设置上有中医学、中西医结合、针灸推拿学等，从培养层次上有专科、本科、硕士、博士、博士后等，能够满足社会上不同层次的人才需求，形成了相对规范、科学、系统的培养体系。

（2）院校教育的不足

高等中医药院校培养人才呈现出的规模化、标准化特征，势必无法突出人才的个性化培养，同时，存在理论和临床相脱节的问题。学生完成理论学习后才会进入到临床实践，导致学生临床实践能力不高。

3. 现代高等教育与师承教育相结合

传统师承教育与现代院校教育在不同的历史阶段，为中医药的继承和发展作出了贡献。但是单纯的师承教育或者院校教育模式，在中医药人才培养上都存在着一定的局限性。在目前的形势下，建立一种既有传统中医教育特色，又符合高等教育发展趋势，既适应社会不断发展，又满足市场对于优秀中医药人才需求的培养方案势在必行。

目前，中医药现代高等教育初步形成了与师承教育相结合的多样化人才培养模式，如“院校-师承-家传”三位一体的中医临床型人才培养模式；以跟师学习、注重经典、“早临床、多临床、反复临床”为特点的“院校-师承”人才培养模式；以院校-师承教育为主，结合学术流派传承为特点的人才培养模式；“中医高中预科班”模式；“5+3+X”相贯通的人才培养模式等。充分发挥中医药师承教育的特点与优势，促进现代高等教育与师承教育的进一步深度融合，是深入贯彻落实《中华人民共和国中医药法》《中医药发展战略规划纲要（2016—2030年）》，培养中医药传承创新人才的关键。

一方面，要遵循中医药人才成长规律，强化中医药基础理论教学和基本实践技能培养。中医学经过两千年漫长的医学实践总结，随着科学技术的发展不断完善，具有自身的特殊发展规律和医学范式，即以临证经验为思维原点，以疗效为判断依据的认识论轨迹，不断丰富和发展着中医理论的内涵和外延，从而构成以阴阳五行和脏腑学说为基本框架、具有鲜明实践特点的中医学理论体系。中医药教育必须要遵循这种规律与范式，遵循人才成长的特殊规律，即注重传统文化和知识的学习，强调教学的实践性，重视临床技能的培养，因材施教。

另一方面，中医药教育必须继承中医药的特色和优势，体现以中医药知识技能为主的特征。中医学作为一门应用性、实践性很强的科学，具有高度的经验性、技巧性，许多经验和诊治技巧往往难以表述，需要通过言传身教并结合长期的临床实践反复体验，方能掌握。中医师承是中医学术与经验传承的传统方式，是体现中医人才成长规律的核心特色之一，其不仅是中医人才培养不可替代的教育形式，也是中医学术传承的重要途径和载体。中医药教育应坚持院校教育与师承教育相结合的教育方式，二者并重，在政策保障、经费投入、组织管理等方面统筹发展。

第二节

借鉴现代医学成果，提升中医医疗保健水平

“遵循中医药发展规律，传承精华、守正创新”，既是习近平总书记强调的中医提升和发展的指导思想，更是对与现代医学适度结合、提升中医综合能力的最好诠释。唯物辩证法指出：“与万物普遍联系”和“按自身规律永恒发展”是世界存在的两个总的基本特征。正如中国工程院院士、中国中医科学院名誉院长张伯礼所言，中医药学从来不是封闭的，而是与时俱进、不断发展的，吸收不同时代的新认识和技术方法为我所用，中医原创思维和经验结合现代科技就会产生原创性的成果，青蒿素的研发成功就是遵循着这条路径。以守正为前提的创新，将随着中国经济建设的发展建立起一套更为完善的现代中医体系。此体系不仅仅是维护社会成员身体健康的需要，更是社会稳定运行的必需。依照中医综合诊治的基本原则，有效结合现代医疗体系中的先进管理理念和医疗技术，再配合中医在医疗理念和人体健康维护中的优势，使得中医真正能够在人民大众的身体健康服务中发挥积极的作用。

一、以中医传统诊疗技术为支撑，突出中医防病治病优势

中医传统诊疗技术是中华民族创造的、世代相传的、经过千百年

与疾病抗争实践验证有效的、具有现实或潜在防治疾病价值和商业价值的技术方法。中医是中国的传统医学，其体现的人与自然“天人合一”的整体哲学观、阴阳五行的辨证论治以及人与自然的和谐观是我国优秀民族文化中的瑰宝。其包括的阴阳五行学说、五运六气学说、体质学说、病因学说以及经络学说等多种学说，系统地对人体生理及病理进行解释和诊疗。中医理论体系和临床思维模式具有丰厚的中国文化底蕴，体现了自然科学与社会科学、人文科学的高度融合和统一。千百年来，中医传统诊疗技术在遵循中医基本理论和中医发展基本规律的基础上，随着社会的不断进步，积极汲取先进的科学技术，不断地创新、发展、完善，积累了丰富的中医临床诊疗经验，形成了较为完善的理论体系，并在中医防病、治病及康复等领域优势凸显。

1. 中医传统诊疗技术的独特性

中医传统诊疗技术是伴随着中医学的产生，由最初朴素的、简单的治疗手段，随着社会的发展，生产工具的革新，科学技术的进步等，不断积累、总结、发展起来的独具中医特色的诊疗技术与方法。中医学是中华民族原创的医学科学，是中国优秀传统文化的体现，在其历史发展进程中，形成了独特的生命观、健康观、疾病观、防治观，实现了自然科学与人文科学的融合和统一，以“天人合一”的和谐观、辩证观及相似观为基本的观点，蕴含了中华民族深邃的哲学思想。中医学说以中国古代朴素的唯物论和辩证法思想即气一元论、阴阳学说和五行学说为哲学基础来建构理论体系，并建立了中医学的元气论、阴阳学说和五行学说等，并使之成为中医学理论体系的重要组成部分，即元气本体论和天人合一论，使中医学形成了对生命与疾病的认识方式和理法方药的独特体系，尤其在中医诊治方法上，无不富有传统自然观的特质。中医传统诊疗技术是中医学的重要组成部分，中医学的独特性也决定了中医传统诊疗技术的独特性。

（1）基于“天人合一”“五脏一体”和“形神统一”的整体观念

中医学的整体观念认为，人体是一个极其复杂的以五脏为中心，通过经络系统“内属于腑脏，外络于肢节”，将六腑、五体、五官、九窍、四肢百骸等全身的脏腑形体官窍联结成有机整体，脏腑、气血津液、经络、体窍的协调平衡，共同维持着人体的生命活动。《灵枢·岁露论》云：“人与天地相参也，与日月相应也。”人体的生命活动是机体在内外环境的作用下，由多种因素相互作用而维持的一种动态的相对平衡过程。而健康则是人体阴阳维持相对平衡的状态，即“阴平阳秘”。平衡失调，就会导致器质性和功能性的疾病状态。中医学不是机械地、孤立地看待人患的“病”，而是把“病人”看作一个整体，把“病”作为人体在一定内外因素作用下，在一定时间下的失衡状态。故中医传统诊疗理念不是对抗，而是讲究中和、协调人与自然、形体与精神和脏腑气血经络的平衡，强调机体正气的作用，通过调整机体功能状态来提高人体自身的抗病能力而达到防病治病的目的。

（2）基于司外揣内、四诊合参、辨证论治的诊疗体系

中医传统诊疗技术主要根据“有诸内必形诸外”的原理，采取望闻问切四诊合参的方法，以外测内，以近测远，以常测变，以象测证，从而获得关于具体疾病的认识。《难经》曰：“望而知之谓之神，闻而知之谓之圣，问而知之谓之工，切而知之谓之巧。”《素问·五脏生成》指出：“夫脉之大小滑涩浮沉，可以指别；五脏之象，可以类推……五色微诊，可以目察。能合脉色，可以万全。”朱丹溪在《丹溪心法》中说：“欲知其内者，当以观乎外。诊于外者，斯以知其内。盖有诸内形诸外。”中医诊病的重点不是对局部进行分析和探查，而是从整体上去体验和把握，要求医生采取“以常达变”的方法去完成诊病过程。《内经》说：“以我知彼，以表知里，以观过与不及之理，见微得过，用之不殆。”中医传统诊疗技术在发展过程中形成了辨病和辨证两个系统，而辨证系统的应用则在一定程度上解决了疾病罹患和发展过程中体质及机体反应性等因素所引起的各种变化规律，即“个体化医疗”的问题，因此中医学强调辨证论治。故

中医传统诊疗技术是基于以天人相应、形神统一、藏象、经络等理论为核心的系统整体的理论体系，形成整体调节、个体化诊疗的防病治病模式。首先通过望闻问切四诊合参将所收集的资料、症状和体征，通过分析、综合，辨清疾病的病因、性质、部位以及邪正之间的关系，概括判断为某种性质的证（辨证），继而根据辨证的结果，确定相应的治疗方法（论治）。四诊合参及辨证论治构成中医因人、因时、因地制宜的个体化诊疗体系，经过了数千年实践验证，达到了防病治病的目的。

（3）基于丰富的防治手段和灵活的干预方法

中医对疾病的治疗主要采用药物和非药物疗法，并采用内治法和外治法进行整体综合调节。中医传统治疗方法非常丰富，有砭石、针刺、汤药、艾灸、导引、祝由、拔罐、刮痧、按摩、点穴等。1973年湖南长沙马王堆3号墓出土的古书《五十二病方》，是我国最早的临床医学文献，其所记载的外治法有敷药、药浴、熏蒸、按摩、熨、砭、灸、腐蚀及多种手术，并首创酒洗伤口，开外科消毒之源。《黄帝内经》的问世为外科治疗学的发展奠定了坚实的理论基础，系统确立了传统外治法的治疗原则，提出针、灸、砭、按摩、熨、敷药等外治法。华佗则以精通外科手术和麻醉闻名天下，还创立了健身体操“五禽戏”。传统的中医临床诊疗技术，大多通过药物直接作用于人体，依靠药物本身的力量来发挥作用。唐代药王孙思邈吸收前人的理论，收集5000多个药方，并采用辨证治疗。中医方剂是中医最常用的药物疗法之一，方剂的多种有效组分，针对人体的多因素，通过多环节、多层次、多靶点的整合调节作用，适应于人体多样性和病变复杂性的特点。非药物疗法则以针灸、推拿为主，其中针灸疗法是我国古代的一大发明和创举，通过对人体体表穴位的刺激，进行整体调节，疗效显著，适用范围广泛。目前，针灸已经在世界上100多个国家推广和使用。故中医传统诊疗技术凭借“天人合一，形神统一、动静结合”为主体的养生保健理论和丰富多彩、行之有效的干预方法，在提高人们健康素质和生活质量方面作出了重要贡献并显示了良好前景。

（4）基于“未病先防，有病早治，既病防变，病后防复”的中医治未病理念

中医学历来注重预防，早在《内经》中就提出了治未病的预防思想。《素问·四气调神大论》指出：“圣人不治已病治未病，不治已乱治未乱……夫病已成而后药之，乱已成而后治之，譬犹渴而穿井，斗而铸锥，不亦晚乎。”《千金药方》中亦提出“上医治未病之病，中医治欲病之病，下医治已病之病。”不仅是防病于未然，更是使人健康长寿，不得病，无疾而终，是为“不战而屈人之兵”，善之善者也。治未病是中医的优势和特色，其内涵可以概括为：未病养生、防病于先；欲病救萌，防微杜渐；已病早治，防其传变；瘥后调摄，防其复发。中医传统医学是融预防保健、疾病治疗和康复养生为一体的整体医学，其治未病的理论，主要倡导的是一种以预防为主的思想和理念。如《金匮要略》中言：“问曰：上工治未病，何也？师曰：夫治未病者，见肝之病，知肝传脾，当先实脾。四季脾旺不受邪，即勿补之。中工不晓相传，见肝之病，不解实脾，惟治肝也。”此处治未病指治疗未病的脏腑，即已病防传。再如《金匮要略》中说：“五脏病各有所得者愈，五脏病各有所恶，各随其所不喜者为病。”强调适其所喜，避其所恶，选用适当的药物和护理方法，防止疾病复发，即瘥后防复。

（5）基于“天人合一，正气为本，阴阳自和”的中医健康观

中医自古坚守着“天人合一”的传统哲学观和生态健康观，认为人与自然是一个统一的整体，应该积极顺应自然界运动变化的规律来进行调养护摄，与天地阴阳保持协调平衡，使外不伤于六淫，内不伤于七情，正气存内，恬淡虚无，精神内守，百病不生。“正气存内，邪不可干”，说明病人的正气是治病必求的本，是实现抗病愈病的根本保证；邪气的盛衰是致病的条件，及时调节人体的动态平衡是维护健康、防病治病的关键。中医是一种倡导健康学的思想体系，它

旨在为机体创造一个平衡和谐的内外环境，而不是以“对抗疗法”为主导，它认为真正战胜疾病还是要靠人体自身的抗病能力或健康能力。《素问·生气通天论》中记载：“阴平阳秘，精神乃治，阴阳离决，精气乃绝。”说明人体只有保持阴阳平衡的状态才能保持健康，而阴阳失调是人体得病的根本原因。中医认为的健康不单单局限在形体上，还强调心理、精神上的健康。《素问·上古天真论》中有言：“恬淡虚无，真气从之，精神内守，病安从来。”强调了精神意识及思维活动对人体健康的重要作用，即是说人要时刻调节自己的心理状态、精神状态，如此方可实现真气内藏、精气内守，也就不容易生病。故中医传统健康理念既强调“天人合一”“正气为本”“形神合一”，又重视精神意识及思维活动对人体健康的重要影响。

2. 以传统诊疗技术为支撑突出中医在防病治病方面的优势

中医反映了中华民族对生命健康和疾病的认识，是具有独特诊疗技术和方法的医学学科，其主要指导思想为整体观念、辨证论治以及恒动观，在临床诊疗中特别注意五脏六腑之间的相互关系并擅长调理人体气血阴阳和脏腑功能的平衡，在防病治病方面发挥着极其重要而又独特的作用。千百年来，中医积累了丰富的诊疗经验，对许多疾病的预防和治疗具有独到见解、独特疗法和确切疗效，为养生保健、防病治病提供了具有我国特色的理论与实践依据。中医预防的特色可大致概括为天人相应预防观、形神合一预防观、动态平衡预防观、三级分层预防观、防治互寓预防观、综合应用预防观和辨证施治预防观。《中医药发展战略规划纲要（2016－2030年）》指出，要充分发挥中医药“在治未病过程中的主导作用、在重大疾病治疗中的协同作用、在疾病康复中的核心作用”。习近平主席对中医药工作的指示指出：“要充分发挥中医药防病治病的独特优势和作用，为建设健康中国、实现中华民族伟大复兴的中国梦贡献力量。”全国人大代表、河南宛西制药股份有限公司董事长孙耀志认为中医药是中华文化的国粹、国宝，是中华文化的重要组成部分，从防病到治病，再到康复、养生，中医都有自己的优势。发挥中医在维护和促进人民健康中的独特作用，就是要充分发挥中医在疾病预防、治疗、康复中的独特优势。

（1）突出中医在防病方面的优势

目前，我国医药行业的缺医少药问题还未得到有效的解决，仅依靠西药防治疾病远不能满足人民群众的实际需要。而中草药资源丰富，在乡村、山区到处可见，且制作方便，价格低廉，以此防病，显然符合我国实际情况。目前在县级医院、乡卫生院、村卫生室构成的三级卫生医疗服务网中得到广泛应用，中医药适宜技术推广工作亦取得了明显成效，为实现“人人享有卫生保健”的初级卫生服务目标发挥了重要作用。在农村，中医承担了近三分之一的门诊服务量和近四分之一的住院服务量。在113万乡村医生中有50%以上的医生运用中西医两种方法和药物防治疾病。中医预防手段简单且多元化，具有适应症广、医疗成本低、易推广应用的突出优势，如开展的健身活动、针灸、中药预防等，都具有副作用小的优点，很容易为广大群众所接受及掌握。气功、太极拳的健身防病效果已为世界医学界所公认，中药及针灸等疗法预防各类传染病已收到良好效果。采用中医综合性防治手段对于社区常见慢性病的控制效用也十分明显，如对于慢性支气管炎、肺心病等，西医尚未开展药物预防，而用扶正固本的中药进行预防性治疗，可提高机体的抗病能力，防止再次发作；中风患者采用针灸治疗更有助于其康复。美国著名神经学专家艾里克森博士认为，预防仍是目前对付阿尔茨海默病的最好办法，而中国的传统医学就重在预防，在效果上应更理想。

（2）突出中医在某些治疗领域的优势

中医有着几千年的历史，讲究辨证论治，整体合参，在很多疾病的治疗上都有着自己的优势。中医学在骨科、肛肠科、皮肤科、妇科等学科，在一些慢性非传染性疾病和一些常见病、多发病的治疗方面具有一定的优势和特色。尤其是治疗皮肤病、心血管疾病、中风偏瘫后遗症，针灸、中药调理都有着自己的独到之处。全国政协委员、中国工程院院士吴以岭指出，中医药在慢性病防治中具有特色优势，在慢病防治体系的预防、早期防治、急性期防治、康复治疗等多个环节中发挥着重要作用。中华中医药学会秘书长李俊德认为中医辨证治疗立足于治病求本，溯本求源。如对糖尿病患者辨证后采用泻热导滞、润肠通便、顺气导滞、养阴通便、增水行舟等方法，常取得良好的临床效果；对于疑难病的诊治，特别是在风湿、类风湿、免疫性疾病的诊治过程中，中医药也发挥了良好的作用，如强直性脊柱炎。另外中医擅长治疗急性病和防治外感热病，董建华教授说过："我国历史上的名医都是治疗急症的能手。近年来由于种种原因，中医治疗急症受到了影响，给人造成一种错觉、误会，好像中医只能治慢性病。其实，中医在治疗流行性出血热、急性肺炎、急性肾功能衰竭、上消化道出血、心肌梗死、急性胰腺炎、乙型脑炎、外感高热等急重症方面，都已取得了相当好的效果。"针灸、推拿、中西医结合等中医特色疗法，也日益受到世界人民的关注和接受。SARS期间，广州中医药大学一附院邓中光教授就用针刺方法治疗数例发热患者，并很快痊愈。

（3）突出中医在预防养生保健中的作用

养生保健是我国传统医学中重要的内容，自古养生保健就被人们所重视。"养生"一词最早见于《庄子·养生主》，其强调要摄养身心，保养身体。随着社会的发展与科学的进步，物质与精神生活水平的提高，中医的治未病思想越来越受到人们的重视。中医的养生以中医理论为指导，通过中医技术方法，帮助人们治病防病，延年益寿，提高生存质量。其方法多样，包括针刺、推拿、艾灸、刮痧、气功等非药物疗法，通过激发人体经络之气和身体的自我恢复机制，来重新调整人体的阴阳气血的失衡状态，使脏腑的非正常生命功能重新恢复到新的平衡状态，从而达到强身健体、通经活络、祛邪扶正的作用。二十世纪六七十年代，我国以占世界1%的卫生费用解决了占世界22%人口的医疗保健问题，中医非药物治疗发挥的作用重大。另外根据"药食同源"的理论，中医药膳"以食防病，以食治病"既具有营养价值，更具有防病治病、保健强身、延年益寿的功效。如黄芪粥治中老年人的慢性肾炎，对消除尿蛋白效果显著；血管动脉硬化症吃山楂桃仁露、银耳山楂汤等有较好疗效。近年来市场上研制开发出了具有延缓衰老、调节免疫、抗疲劳等多种功能的食品，养生保健市场越来越有前景。中医药在慢性病康复治疗领域有着悠久历史和丰富内容，许多中医康复疗法（包括传统体育康复法、气功康复法、自然疗养康复法、传统物理康复法、针灸康复法、按摩康复法等）的疗效都行之有效，许多中药药物在加快慢病患者痊愈进程、提升康复治疗效果方面的作用也得到了众多研究的支持。因此加强中医药特色优势的发挥，进行辨证施调、辨证施护，对于提高慢病康复治疗效果、降低致残率具有重要意义。

二、与现代医学诊疗技术适度结合，提升中医综合诊治能力

随着科技的进步和时代的发展，传统中医药的体系管理、诊疗技术、治疗工具和药品生产等都在发生着变化。结合现代医学技术和方法不断发掘中医精髓，在继承的同时实现创新发展。

1. 现代医学及其诊疗技术

在工作和生活中曾听到过这样的观点：现代医学就是西医，中医不是现代医学，中西医结合才是现代医学。本着求同存异的原则，我们先来了解一下相关的概念。

（1）西医

西医究其根源即欧洲主流的传统医学。古希腊的希波克拉底（公元前460年—公元前370年）和古罗马的盖伦（129—216），撰写了大量阐释自己的观点与经验的医学文集，为西医体系奠定了理论基础和技术基础。其基本理论是“四体液说”——人体有“血液、黏液、黄胆汁、黑胆汁”，分别对应“冷、热、湿、干”四种本质；世间万物由“气、火、水、土”四种元素组成，四体液与四本质是构

成宏观宇宙的四元素之反映；体液平衡则人能保持健康，体液失调则人会生病；到17世纪时，“四体液说”被认为是没有任何物质基础的空洞理论。从此之后，西方国家的学者就彻底否定并抛弃了古希腊医学。

（2）中医

中医一般指以中国古代汉族劳动人民创造的传统医学为主的医学，诞生于原始社会，春秋战国时期中医理论已基本形成，影响深远，至今已有五千余年的历史；韩医学（韩国）、汉方医学（日本）等都是以中医学为基础发展起来的。中医学是以中医药理论与实践经验为主体，研究人类生命活动，健康与疾病转化规律及其预防、诊断、治疗、康复和保健的综合性科学。

（3）中西医结合

中西医结合是将中国传统的中医药知识和方法与西医西药的知识和方法结合起来，在提高临床疗效的基础上，进一步阐明机理获得新医学认识的途径。中西医结合是中医学、西医学的交叉领域。中西医结合基于临床实践，现逐渐发展为具有明确目标和独特方法的学术体系。

（4）现代医学

现代医学形成约二百年的时间，源头应该在古代医学。由古代医学发展延续至今的称为传统医学，大众所说的西医其实指的是近现代医学。不同于西方古代医学或欧洲传统医学，近现代医学是以物理、化学、生物学等为基础而发展起来的体系，多称其为生物-医学模式。20世纪欧美等国发展了社会-心理-生物医学，后基因组时代的系统生物学兴起，又诞生了系统医学，在全球迅速发展（系统医学起源于20世纪90年代中国的中西医学比较研究，中医的系统理论、医学计算机建模和分子医学的生物技术研究，中医的系统理论和分子医学的技术整合交叉形成了系统医学的概念和模型），成为继传统医学之后的现代医学。

（5）现代医学诊疗技术

现代医学诊疗技术一般指医生借助先进的工具和设备，更加微观、更加精准地观察正常情况下人体生理及异常情况下人体病理的动态变化。如：医学影像、病人监护工程、计算机在现代医疗的应用、基因诊断技术等。

2. 中医综合诊治能力

中医综合诊治能力是以中医基础理论为中心、以辨证论治为原则，将一种以上的治疗方法依照中医综合诊治的基本原则科学组合配用，是中医综合诊治理论与中医综合诊治实践的高效融合。其中，中医诊法是以中医理论为指导，主要运用“四诊”合参的方法诊察疾病，探求病因、病位、病性及病势，辨别证候，对疾病做出诊断，为治疗提供依据。中医治疗方法按治疗途径不同，可分为外治、内治两类：外治中有人们广为熟悉的推拿疗法、针灸疗法等，内治中有广为流传的汗、吐、下、和、温、清、消、补八法，及最具特色的中草药疗法；按治疗手段不同，又可分为综合类、精神类、物理类、化学类、生物类。除了各种具体疗法，中医还在治疗中强调整体为主、精神为主、预防为主、营养为主等颇具特色的治疗思想。

3. 创新不离宗、传承不泥古

“创新不离宗”即坚持事物的本质和规律去发展。中医药发展规律的核心就在于中医学的思维规律。发掘中华民族的优秀医药学遗产，总结中医药治疗的独特思路与体系，充分发挥中医药在诊治中的特色和优势，促进中医诊疗理论与临床实践的传承与创新具有重要意义。中医学历尽数千年而不衰，能够世代传承并不断发展，就是因为坚持中医学理论体系的哲学根基和精神实质，挺起了中医药的脊梁。这既是中医学千百年发展的智慧选择，也是中医学发扬光大的守正要义。只有守正，中医学才能实现文化自信、创新发展，才能为人类健康作出新的贡献。

“传承不泥古”，中医的历史就是一部守正创新的历史。正因为受到不同时代学术和科技成果的滋养，中医药才能不断发展进步。知常明变者赢，守正创新者进。中医学的守正创新强调以中医为主导和本体，以现代医学的诊疗技术为支持，共同推动中医药实现真正的创新发展。

我们相信，中医学只要守住最核心的思维精华和价值观念，尊重事物发展的规律，充分运用现代医学成果，适度结合、不断创新，就一定能始终保持生机活力。适度结合的过程，并不仅仅是对传统中医药学的发掘、整理、研究、阐述和提高，同时也是对现代医学的丰富和发展，能更好地造福中国人民和世界人民。

4.结合现代医学技术提升中医诊断能力

中医传统的诊断手法——望闻问切四诊合参，是古代中医学家将诊断及治疗方法结合实践经验总结而得。熟练掌握和使用得当，可以起到切实可行诊断疾病的作用。可是单纯靠眼观、鼻嗅、询问病史和手指把脉的方法，很多时候都只是通过一种理论去解释和分析出现疾病的征象，缺乏客观现实的物质依据。虽然中医诊断的有效性毋庸置疑，但对某些早期病变，病灶小，脏器功能未受到影响的疾病，完全依靠中医传统方法诊断，还是较为困难的。现代医学的检测手段如彩超、CT、电子内窥镜、心电图等，直观、准确，被证实可信、有效，可以为中医的望闻问切提供进一步的方法和手段，大大延伸了医生的五官感觉，更加形象客观地展现给医生用眼、手、鼻等无法获得的诊断信息。如现代医学影像检测，可以无创性显示活体的病变组织结构、形态、密度等指标，这些客观存在的物质形态测量结果，为中医诊断提供客观的、现代化的、能被广泛认同和接受的依据，为医生进一步了解疾病发生发展的状态，起到决定性的作用。

适度结合，并不是单纯的借鉴。我们应该引领中医传统的宏观唯象辨证与现代医学微观检测等高新技术的结合创新，逐步形成中医微观辨证体系，促进中医诊断学实现宏观与微观的辩证统一，有效提升中医诊断能力。如袁云娥教授按照成熟的中医理论知识体系和科学家钱学森提出的人体科学系统论，成功研发了具有自主知识产权的医学数字红外热态自动分析系统，为中医诊疗的数字化、标准化、智能化、客观化提供了依据。该系统能在几分钟内对人体多脏器能量空间分布状态做出定位定量分析，动态连续地观察人体微观和宏观系统代谢的功能和变化，与中医阴阳学说、脏腑经脉学说高度一致。中国健康促进基金会终身名誉会长、原总后勤部卫生部部长白书忠少将评价："这项技术的推广应用，将会引起一次医学革命。"人民日报高度评价其"在中医发展史上具有里程碑意义"，"该技术可以在中国医学影像设备的核心竞争力上，使中国医学红外设备制造在未来几十年内占领全球制高点。"

5. 结合现代医学技术提升中医诊断能力

随着人类健康的全新定义和全球医学体系新格局的诞生，人们对中医的治疗也提出了很多新的要求。与现代医学技术相结合，中医有了很多创新疗法，给中医临床诊疗技术的发展增添了新的力量。如中医艾灸疗法早在《黄帝内经》中就有记载，用艾叶制成的艾灸材料产生的艾热刺激体表穴位或特定部位，通过激发经气，调整人体紊乱的功能，从而达到治未病及健康调理的目的。但传统艾灸疗法存在温度不可控、艾灸部位贴合度不高、产生烟雾等弊端，影响疗效，降低了体感舒适度。由我国原创研发并申请专利的"艾欣床"，将传统艾灸疗法通过现代科技加以提升，在保留了艾灸五种疗效（温热刺激、芳香疗效、光辐射效应、艾绒和艾烟药用成分）的基础上，实现了部位适配、自动点火、智能控温、并行艾灸及滤烟限味等功能，显著提升了艾灸的疗效并增加了体感舒适度。

目前中药材生产普遍存在诸如环境污染严重、有效成分易损失、生产周期长等缺点，推进中药智能网络化、数字化，加强原始配方继承和工艺创新及标准化势在必行。中医药的现代化不仅前景广阔，而且具有原创优势。中药复方是中医临床应用的主流，如中医"君臣佐使、减毒增效"的配伍理论，通过优化配伍组方，是有意而为之的设计。喷雾干燥、破壁提取、超速离心、生物发酵、二氧化碳超临界萃取等新技术，在中医药的科技发展中得到广泛应用。在中药汤剂服用方面，则突破了传统的煎煮方法，利用现代技术创新发明了中药浓缩颗粒饮片，具有清洁卫生、质量可控、剂量准确、疗效确切，易吸收、好携带、便于服用等优点。如通过美国FDA二期临床的复方丹参滴丸，由丹参、三七、冰片三味药组成，结合先进制备技术，药物体积仅有小米粒大小，可以含服或直接口服，使临床用药更加安全有效，使用更加方便，大大增加了患者用药的依从性。近些年来，中药因药食同源的基础理念和临床功效，伴随着人类回归自然的思潮，在创新开发治疗药品的同时，还兼顾了食品、饮料、保健品等领域，市场需求潜力巨大。中医药发展“十三五”规划已经明确提出，要把“继承创新”贯穿在中医药发展的一切工作中。我们应该正确把握继承和创新的关系，坚持中医药原创思维，充分利用现代医学技术和方法，推动中医药理论与实践的不断发展。

6. 实践和时间是检验真理的标准

提到屠呦呦，人们首先想到的是诺贝尔生理学或医学奖获得者，共和国勋章获得者，首位荣获科学类诺贝尔奖的中国人，是中国医学界迄今为止获得的最高奖项，也是中医药成果获得的最高奖项。2015年12月7日下午，在瑞典卡罗林斯卡医学院，中国科学家屠呦呦用中文发表了“青蒿素的发现：传统中医献给世界的礼物”的主题演讲，再次引起全世界对中医的关注。

或许我们更应该知道，屠呦呦是受中国典籍《肘后备急方》的启发，领导课题组从系统收集整理历代医籍、本草、民间方药入手，在收集2000余方药的基础上，编写了640种以药物为主的《抗疟单验方集》，并利用现代医学和方法，对其中的200多种中药开展实验研究，历经380多次失败，不断改进提取方式，终于成功提取出青蒿素，被誉为“拯救2亿人口”的发现。

中医综合诊治能力在2003年的“非典”中，已经有目共睹，当然也不免有些质疑的声音。那让我们再来看看与2020年新冠肺炎疫情相关的数据报道：截至2020年2月17日，国家中医药管理局数据显示，全国中医药参与救治的新冠肺炎确诊病例共计60107例，占比为85.20%。北京地坛医院中西医结合中心主任王宪波介绍，对轻症患者采用中药治疗后，退热、止咳、改善乏力等效果明显；对重症、危重症患者实行中西医主任双查房制度，保证患者在西医治疗的基础上第一时间用上中药，目前部分重症患者病情明显改善。国家中医药管理局科技司司长李昱介绍，在取得214例临床有效数据的情况下，国家卫健委、国家中医药管理局2月6日联合发文向全国推荐使用清肺排毒汤，截至2月17日，10个省57个定点医疗机构的701例使用清肺排毒汤的确诊病例中，有130例治愈出院，51例症状消失，268例症状改善，212例症状平稳没有加重。

新冠肺炎疫情发生以来，国家卫健委、国家中医药管理局多次发文强调在治疗中坚持中西医结合，建立健全中西医协作机制。31个省（区、市）的省级专家组中都有中医专家参与，26个省（区、市）和新疆生产建设兵团单独设立了省级中医药专家组，绝大多数省（区、市）参照国家诊疗方案，结合本地实际制定了本省（区、市）的中医治疗方案。疫情期间，现代医学技术在确诊及急救方面作用明显；中医则根据“因人而异，辨证施治”调整治疗策略，在治疗过程中，会根据病人的病情变化，结合中医中药及现代医学理论治疗、观察、研判，不断调整思路、总结提升，中医诊疗结合现代医学效果显著，得到人民大众的广泛认可。

从这些科学的数据和显著的疗效中，我们更加清晰地认识到，“守正”中医药根基，“创新”有中华特色的新时代中医，并充分发挥其特色和优势，本着“不盲目自信，充分认知、价值肯定、敢于借鉴、不断创新、敢于实践”的原则，适度结合现代医学诊疗技术提升中医综合诊治能力，为人民大众的健康保驾护航，是关乎每个人切身利益的实事和大事。

中医是中华民族的瑰宝，几千年来为我国各族人民的健康作出了重要贡献，它具有与中国传统文化融会一体的完整理论体系，疗效确切的防病治病技术，先进科学的养生理念，正在为“健康中国”建设发挥不可替代的作用。习近平总书记指出要充分发挥中医药防病治病的独特优势和作用，这要求我们彰显中医药在疾病治疗中的优势、强化中医药在疾病治疗中的作用、提升中医药的特色康复能力。如此，不仅有助于应对重大疾病挑战、维护和促进人民健康、提高百姓生活质量，更可在深化医改中作出贡献，打造对全球有借鉴价值的中国特色卫生健康模式。

第三节

运用当代科技成就，促进中医药科研进步

“科技是国家强盛之基，创新是民族进步之魂。”习近平总书记在中国科学院第十七次院士大会、中国工程院第十二次院士大会开幕式上强调在多领域发挥我国科技创新体系的重要性。在建设世界科技强国的新形势下，当代科学技术发展突飞猛进，众多学科在20世纪都取得了划时代的科技成就，科技创新的位置愈加重要。中医药学是中华民族的伟大创造，是中国古代科学的瑰宝，也是打开中华文明宝库的钥匙，为中华民族繁衍生息作出了巨大贡献，对世界文明进步产生了积极影响。运用现代科技成就，促进中医药传承创新发展是新时代中国特色社会主义事业的重要内容，是中华民族伟大复兴的大事。

一、借鉴现代科技成果，促进中医药基础理论传承创新

党和政府高度重视中医药工作，特别是党的十八大以来，以习近平同志为核心的党中央把中医药工作摆在更加突出的位置，中医药改革发展取得显著成绩。

传承创新发展中医药是新时代中国特色社会主义事业的重要内容，对于坚持中西医并重、打造中医药和西医药相互补充协调发展的中国特色卫生健康发展模式，发挥中医药原创优势、推动我国生命

科学实现创新突破、弘扬中华优秀传统文化、增强民族自信和文化自信、促进文明互鉴和民心相通、推动构建人类命运共同体具有重要意义。

1. 中医四诊客观化研究

传统四诊是从医者的主观角度对四诊信息进行采集，采集并诊断的整个过程都由医者主观操作，对医者的医疗水平和诊断技术的依赖性极大，存在信息采集误差大、主观依赖性强等不利因素。且由于其不可重复和记录，长期以来难以精确记录和保存四诊资料，给临床、教学、科研带来诸多不便。由于不能满足现代医疗科研环境要求的可记录和量化的要求，既不利于中医学术传承，也不利于中医学术交流，影响中医学走向世界，成为中医发展的瓶颈所在。

中医四诊客观化从继承传统中医四诊的基础上起步，突破了传统中医四诊直观直感的局限性，是与现代科技相结合而逐步发展并日趋成熟的现代化中医诊察方法。中医四诊客观化的目的在于解决传统四诊无法客观记录、无法量化，诊断结果千人千面，学习传承不便的不足，是沟通传统中医学与现代自然科学的桥梁，是发展中医学的重要途径，是普及中医技术，传承中医经验，提高中医诊疗水平的重要手段，也是拓展现代医学收集人体信息、全面了解生理病理状况的重要途径。中医四诊客观化工作肇始于20世纪50年代，老一辈中医学家陈泽霖、赵恩俭、陈可冀、翁维良、费兆馥、朱文峰、张伯礼等做了大量工作。近10年来更是取得了长足的发展，从四诊的基础研究到中医诊疗设备的开发，再到中医诊疗设备的临床研究与运用，逐步形成系列产品及相关的研究体系，取得了大量的数据与研究成果。舌诊仪、脉诊仪、面诊仪、耳诊仪、经穴探测仪、红外热成像仪等一大批中医诊疗设备已遍及神州大地，并走出国门，在中医临床研究、中医养生保健、中医疗效评测等方面发挥着重要作用。

中医四诊客观化的研究包括四诊理论与四诊技术的现代研究、四诊设备的开发研究及应用研究等。四诊理论的现代研究是指通过显微观察，各种生理、生化测定，病理检查及动物实验等方法，引进现代化仪器、设备和科学技术研究四诊的理论与技术，为四诊的客观化、科学化开辟了新的途径。如舌苔脱落细胞的镜下观察、舌尖的微循环检测、舌的热成像检测，应用扫描电镜观察健康人舌活检标本，舌细胞化学研究等，都试图找到四诊表现与人体生理病理变化的相关性，进而为临床应用提供依据。四诊技术的现代研究是指围绕四诊技术开展相关应用研究。如探索各种脉象的基本辨别标准，制作脉象模拟设备，进行舌图或脉图的计算机分析研究等。四诊设备的开发研究主要是指依据临床需要开发的各种诊疗设备，如舌诊仪、脉诊仪、面诊仪、四诊合参仪、经穴探测仪、耳诊仪等。四诊设备的应用研究是指应用四诊设备在临床、科研及教学中采集生命信息，探讨其临床应用线索与价值，现已开展的应用研究有中医客观化体检（人体健康评估与养生指导），中医疗效评估与预测，临床中不同疾病、不同证型、不同体质及其相关指标的量化诊断研究，中医远程诊疗等。

目前四诊客观化研究正呈现蓬勃发展之势，老品种不断更新，新型仪器不断涌现，如中国中医科学院研发的宗气探测仪、汗出探测仪等。全国已有四诊客观化研究及相关设备生产销售单位100多家，经药监部门审查通过、予以注册的中医诊疗设备20多种，还有部分产品正在申请注册。此外，相关四诊客观化的设备与操作、判读标准也正在逐步建立。2017年7月1日起，舌诊仪、脉诊仪等中医诊疗设备的行业标准正式实施。国际标准化组织也成立了专门的工作组开始开展相关标准的制定工作。

四诊客观化的工作使过去无法记录、量化及观测的人体生物信息得以从多方面予以记录、量化及显示，使客观对比成为可能，提高了诊疗手段，开拓了医师的视野，方便了中医学术、临床经验的传承，使我们能够原原本本地采撷名医精华，做出正确的诊断和精确的治疗，从而提高中医诊疗水平。四诊客观化能把微小的病变放大呈现在我们面前，使中医远程诊疗得以顺利开展，使中医更容易被世界各国人民所接受，为中医走向世界铺平道路。

2.方剂配伍与组分中药

方剂是中医临床治疗的主要手段，其作用形式是多成分、多靶点、多途径整合调节，符合现代治疗学的发展趋势。遵循君臣佐使、七情和合等中医药理论的指导，以方剂配伍来组方制药是传统中药发展模式，在悠久的历史中积累了丰富的经验，至今仍在临床上广泛使用。然而“丸散膏丹，神仙难辨”，方剂配伍形成的中药缺乏对药效物质的微观分析，很难认识复方作用的机制，同时也不能保证中药产品安全、有效和质量可控。

1999年，王永炎和张伯礼两位院士承担了第一个中医药“973计划”项目——方剂关键科学问题的基础研究，运用现代研究方法诠释方剂配伍理论的科学内涵，在研究过程中逐渐凝练目标，形成了组分中药的概念，开辟了方剂关键科学问题研究的新思路，初步诠释了方剂作用规律——“方剂在病证结合、方证对应、理法方药一致的条件下，通过多组分作用在多靶点，融拮抗、补充、整合、调节等多种功效而起到治疗作用”。张伯礼提出以组分配伍研制现代中药的理念，特别提出“效应配伍”理论，即“突出主效应、兼顾次效应、降低副效应”，是对君臣佐使、七情和合等配伍理论的继承发展，为研制兼具现代药物特征和复方优势的创新中药提供了理论指导和策略指引，创建了组分中药研制的研发模式和技术平台。

组分中药研究策略搭建了传统中医药学与现代科学技术沟通融合的桥梁，为诠释中医药学科学内涵、创新中药研发、中成药二次开发和传统制药技术升级换代提供了理论指导和技术支撑，推动了产业发展和临床疗效的提升。组分中药是从源头创新，为打开“中药黑箱”开辟了道路，将引领中医药现代化和国际化发展。

（1）组分中药理论与方法，为中医药理论研究提供借鉴

中医药理论研究一直是中医药研究的难点和热点，是中药现代化的关键科学问题。中医药临床治疗模式是理、法、方、药一体，核心

是方证相应，运用现代科学方法和技术手段研究方剂配伍规律，阐释其固有内涵，是中医药理论传承创新的必然需求，也是提升中医临床服务水平的必然要求。

传统方剂配伍理论研究多为宏观层面的说理，缺乏对科学内涵的诠释和规律的揭示。为了阐释方剂配伍规律的科学内涵，近20年来，中医药研究者开始寻求与化学、生物信息、数学、计算机等领域科学家进行跨学科合作，特别是借助系统科学、复杂科学的思想方法和技术手段，开展多学科的交叉研究，加速对中药核心理论的科学诠释与创新发展。方剂是复杂体系，人体也是复杂体系。基于饮片层次的方剂配伍研究，无法清楚揭示配伍的科学内涵。因此，方剂配伍规律研究，不仅仅需要先进的科学技术手段，更需要理论创新和范式转化。

（2）组分中药理论和方法，引领现代中药新药创制方向

以靶点为导向的单成分化学药物研发模式不能适应复杂疾病的需求，复方药物研发成为全球新药研发的重点领域。国际上以组合化学为基础、以网络药理学为支撑筛选药物组合物，研制针对复杂疾病的药物开发正快速发展。研制复方药物，中药有优势，有望在国际创新药物市场占有一席之地。

组分中药是在传承基础上的创新，紧紧围绕“两个相对清楚”开展理论创新和技术创新，实现了从饮片配伍到组分配伍的转变，突破了千百年来仅凭经验组方的传统，引进了设计的理念，建立了在经验基础上明确组效关系，以效应配伍为基础，进行配伍配比优化设计的组分中药研发策略和途径，为现代中药研制开拓了新的范式和领域。

组分中药是创新中药的一种研发范式，为多学科交叉、协同研究创新药物提供了理论依据和实践方向。标准组分库是组分中药创制的基础，也是筛选发现中药新药候选药物的源泉。中药标准组分库可以快速、高效、系统、可重复地提供大量中药组分，推动共建共享，避免组分中药研究过程中的重复工作和不一致性。依托数字化中药信息管理系统，可以开展计算机辅助新药设计和虚拟筛选，产生候选组分

中药。同时，在中医药理论指导下，开展高通量筛选、网络药理学评价和多目标优化，对组分配伍配比进行优化，提高中药新药研发的成功率。

方剂配伍和组分中药研究是中医药领域具有前瞻性和基础性的研究方向，也是国家重点基础研究发展计划项目支持的第一个中医药基础研究项目，同时也是连续获得3个“973计划”项目支持的研究项目，且均获评“973计划”优秀成果奖，是中医药现代化研究的标志性成果。组分中药理论和方法是具有源头创新的开拓性工作，是推动实现中医药现代化和国际化的关键，将引领中医药理论诠释、科技进步和产业发展，为提高中医临床疗效和质量提供支撑。

3.道地药材传承与创新研究

道地药材以“货真质优效佳”为标志，是中华民族优秀传统文化的重要组成部分。道地药材传承与创新研究关系中医药现代化、国际化的进程。自20世纪80年代以来，道地药材研究者在道地药材理论及评价体系等方面进行了富有创造性的探索。

（1）品质生态学

首次提出“生态型是道地药材形成的生物学实质”这一重大科学问题，引进空间生态学技术、新一代测序技术、DNA条形码技术、基因组学技术等，从遗传、生态和生物学表型等多角度揭示药材道地性及品质形成的科学内涵，实现了道地药材重大理论和关键技术等新突破。多学科交叉对道地药材的导向性基础研究形成了中药材品质生态学理论，该研究方法在肉苁蓉、麦冬、西洋参、黄芪等道地药材的成功实践，实现了道地药材及不同产区鉴别及溯源。以上研究结果对道地药材产地溯源及道地药材认证具有指导作用与现实意义。

率先开展DNA条形码、基因组学等技术对道地药材遗传特征编码研究，完成了中国药材的分子鉴定，出版原创性专著《中国药典中药材DNA条形码标准序列》；完成了200余种道地药材的产地适宜性数值区划，出版了《中国药材产地生态适宜性数值区划》。首次提出基于二维码及网络数据库技术建立道地药材溯源系统，该溯源系统具有成本低、使用方便等优势，可保证药材的安全、真实，适用于道地药材的产地溯源、生产、销售等各个环节。当药材发生安全问题时，可立即追溯可能存在问题的环节，并通过分子生物学、中药指纹图谱等技术追溯问题源头。智能手机的普及将使二维码溯源技术广泛应用，有利于溯源系统普及和大众参与的药材市场监管。

（2）本草基因组学计划

2010年，陈士林等提出“本草基因组学计划”。本草基因组学是从基因组水平研究中药特别是道地药材及其对人体作用的一门前沿学科，利用组学技术研究道地药材基原物种的遗传信息及其调控网络，阐明中药防治人类疾病的分子机制。

本草基因组学形成了高度综合的理论体系，包括从基因组水平研究道地药材的结构基因组和功能基因组、转录组和蛋白质组、代谢组、表观基因组、宏基因组、生物信息学等。本草基因组学的实验方法主要包括高通量测序技术、遗传图谱构建技术、光学图谱构建技术、基因文库构建技术、突变库构建技术、组织培养与遗传转化技术、蛋白质分离纯化与鉴定技术、四大波谱技术及联用、基因组编辑技术等。基于本草基因组学的理论体系和实验技术，形成了该学科的主要应用方向：药用模式生物研究、基因组辅助育种、基因资源保护和利用、中药质量评价和控制、中药新药研发。

本草基因组学借助基因组学研究最新成果，开展中草药结构基因组、中草药功能基因组、中草药转录组和蛋白质组、中草药表观基因组、中草药宏基因组、中药代谢组、中药基因组学、中草药生物信息学及数据库等理论研究，同时对基因组研究相关实验技术在本草学中的应用与开发进行评价，推动道地药材生物学本质的揭示，促进对遗传资源、化学质量、药物疗效相互关系的认识。

本草基因组学促进道地药材研究从经典走向现代、从传统走向前沿，为中医药更好地服务大众健康提供了强大的知识和技术支撑，扩大了基因组学和生物信息学的研究对象和应用领域，为分子生物学、生物化学、中药化学走向实践应用提供了生动案例，推动了生药学、中药资源学、中药鉴定学、中药栽培学从基因组和分子水平开展研究，为道地药材的深入研究提供了理论和技术支持。目前，国内外已经开展了青蒿、丹参、西洋参、甘草等多种药用植物的大规模转录组研究。基因组序列包含生物的起源、进化、发育、生理及与遗传性状有关的一切信息，是从分子水平上全面解析道地药材的前提和基础。第二代高通量测序技术的飞速发展及第三代单分子测序技术的兴起使测序成本大大降低，测序时间大大缩短，为本草基因组计划的实施奠定了坚实的技术基础。目前，赤芝、紫芝、丹参及铁皮石斛等重要药用植物的基因组测序工作已完成并发表，人参、苦荞、穿心莲、紫苏等中草药基因组图谱也已经完成绘制。

新兴的本草基因组学在解决药用植物道地性形成的生物学实质、保存药用植物基因资源等方面有着不可替代的优势，开辟了中药研究和应用的全新领域，将极大提高我国开发道地药材的能力，增强我国中药基础研究实力，提升我国中药研究的自主创新能力，对于加速中药现代化进程，促进中药研究和产业的快速发展具有重大的战略性科学意义。本草基因组学将使道地药材的生物学研究进入一个崭新的时代。

当前，我国道地药材研究在理论、概念、特征、成因、品质评价等方面均取得了重大进展。系统构建道地药材品质生态学理论，基于该理论开拓性地提出并建立具有遗传-化学-生态特征的道地药材研究新模式，形成并创立“中药品质生态学理论与本草基因组学理论”。道地药材品质生态学与生态学、遗传学、化学、质量学、生物学研究密切结合，秉承“天药合一”理念，引入现代科学技术，形成独具特色的优势，首创道地药材产地生态适宜性分析技术、DNA条形码技术及基因组学技术等关键技术。道地药材创新研究不断促进学科发展，引领道地药材研究行业发展，不断推动中药理论的继承与创新及中药产业的迅速发展。

中医药具有独特的理论体系，在现代生命科学体系中孑然自立。近几十年的医学发展说明，中医药虽然古老，但其理念并不落后。因此，我们应该充分认识中医药理论与实践对当代医学发展的启迪和贡献，对中医药理论要有自信，要遵循中医药规律，并通过中医药学原创思维与现代科技的有机结合，实现中医药理论的自强、自立。如果说中医药几千年的实践经验和具有原创性的理论体系是中医药走向现代化、国际化的基础，那么科技创新则是中医药走向世界的翅膀，翅膀越硬，飞得越高、越远。

二、与互联网高度融合，增强中医药临床科研

2015年7月，国务院印发了《关于积极推进“互联网+”行动的指导意见》，将“互联网+”纳入医疗、健康、养老和社会保障等领域，并兴起和推动互联网经济模式的市场需求与竞争。“互联网+”是通过计算机技术让互联网与某一领域融会贯通，它的诞生与发展，使中医药与互联网进行深度融合成为可能，这股潮流势不可挡。在融合过程中，要尽快完善标准建设、培养复合人才，加强行业监管和保障数据安全。在倡导建设“互联网+医疗”平台上，进一步落实“保护好、发掘好、发展好、传承好”中医药，促进中医药临床科研进步，使得中医药传承创新与应用更加高效地服务于人类健康。

1. 与互联网高度融合，促进中医药临床工作

（1）互联网促进中医药临床工作的社会机遇

在国家政策和法律法规的保障下，“互联网+”技术的发展给中医药从业者提供了新的机遇。随着医疗市场的竞争日益激烈，中医类移动医疗软件如“国医堂”和“掌上中医”等的运营已经取得成功。中医院和中医体检机构顺应时代发展要求，推进中医特色智能健康管理，通过移动医疗客户端，能够提供预约、缴费和查询检测结果等全

程一站式服务，使人们真正感受到“互联网+”中医药新模式的便利和优势，促进中医药临床工作。

（2）信息技术加速中医药临床现代化和国际化

加速中医药临床现代化和国际化的主要渠道是互联网平台。信息化时代的到来给中医药临床发展带来了巨大变革，网络互联互通、移动支付、电商平台、网络社交媒体等都影响着医疗领域。继承和发扬传统中医药，必然需要引进具有“互联网+”思维、坚持中医严谨的态度及规范的科学方法、并精通计算机技术的复合型人才。尤其随着互联网的快速发展，大数据的崛起，中医药数字化建设取得了长足的发展，利用信息技术加速中医药的现代化和国际化发展已是大势所趋。中医药信息上传到互联网平台后，人们利用手机或计算机可以按照个人需求进行查找。到目前为止，我国已经建立了中医药信息中心，与各种大型信息系统联网，覆盖医院信息系统的数据库，实现医院间数据的互联互通与信息交换通道的数据支撑来服务于患者。中医药临床的发展顺应全球发展趋势，运用信息技术提升临床持续、健康发展的良好势头，既有效地存留了中医传统特色，又对中医药走上国际舞台有着积极的意义。

（3）真实世界研究在中医药临床中的应用

在大数据时代下的今天，真实世界研究作为一种新的临床研究思路，其可行性越来越受到广大中医药临床工作者的关注。“真实世界研究”（real world study，RWS）是指在较大的样本量（覆盖具有代表性的更广大受试人群）的基础上，根据患者的实际病情和意愿非随机选择治疗措施，开展长期评价，并注重有意义的结局指标，以进一步评价干预措施的外部有效性和安全性。

真实世界研究是根据患者的实际临床指征对症治疗，长期观察和记录其诊疗过程，对结果的评价采用药物使用频率、诊疗好转率、病死率、复发率和伤残情况等具有临床实用价值的指标。真实世界数据（real world data，RWD）主要包括来自电子健康记录（electronic health records，EHR）、社会保障或医疗保险数据库、疾病登记数据库、家庭监护设备数据、健康移动设备的监护数据以及生物样本检测的各类组学数据等。王薇等将我国肺癌患者的临床特征以及中医中药在肺癌患者中的应用情况等作为临床研究指标，选取全国18家医院共52350名肺癌患者进行了一项真实世界研究，最终得出肺癌证候以气阴两虚证为主，扶正类中药在治疗中应用频率较高的结论。

中医学的整体观决定了对中医药的有效性评价应该是全面的，而真实世界研究的临床评价指标注重整体性、复杂性以及多重性影响，可见利用真实世界研究开展中医药有效性评价符合中医学整体观。

辨证论治观是中医学的特点与精华，指导着理、法、方、药在临床上的具体应用，这就要求患者每次就诊应根据当时的病情用药。当下很多疾病的症状隐匿、病情复杂，并且受到很多因素的影响，所以说在进行临床研究的过程中，应该使纳入标准多层次化、系统化，纳入的样本包含各种症状、体征、体质及发病环境等辨证要素，而真实世界研究关于样本量的选择、纳入排除标准都较广泛且没有特殊的干预措施，刚好同中医的辨证论治相吻合。

综上所述，通过相关真实世界研究的设计，可使中医药临床医师对疾病的治疗效果做出真实的判断。同时，应用真实世界研究理念系统、科学地开展中医药临床研究评价，是中医药临床与国际接轨、展现其与时俱进的强大生命力的重要途径。

2. 与互联网高度融合，增强中医药科研工作

（1）互联网促进基于临床实践的中医药科研工作

中医药科研要基于临床实践，中医药科研人员通过计算机和信息技术高效获取、正确评价和充分利用临床信息，对整个中医药事业的发展与创新有十分重要的影响。同时，临床的发展也伴随着中医药科学研究的进步。只有临床和科研相辅相成，才是中医药发展的根本出路。

中医认识现代疾病是根据现代疾病找出中医病机，是以中医为主体，以中医治疗的疗效为关键，从而找出疾病共性的问题，再研究出针对疾病主要矛盾的方药。在遵循中医自身发展规律的基础上，借鉴并应用现代医学的新理念到中医药科研中，可以使中医临床科研达到更高的水平。采用这样的研究模式，既具有可复制性，又符合中医思维方式，能充分发挥中医的优势。

（2）大数据时代的中医药科研模式

在知识爆炸的今天，中医药已进入“大数据”时代。随着信息化管理手段的引入，临床医疗过程中产生了大量的数据，逐步形成数字化医院。面对大数据时代中医药临床研究的必要性及存在的困难，如何开展该项工作，成为中医药领域亟待解决的新课题。运用计算机信息化手段，将海量的数据建成基于中医疾病研究的数据管理体系，利用数据挖掘的理念与方法，积累数据，完善大数据集成，形成大网络，构建基于临床大数据真实世界的中医药临床科研模式。

①建立健全运行机制

落实有利于大数据研究工作的各项政策和法规，加强组织管理和质量控制，采取有效措施打破临床与科研之间的壁垒，建立开放的专业化临床与科研人才流动机制，保障当今中医药科研事业的健康发展，开创中医科研的新局面。

②规范数据信息

为满足真实世界的研究需要，应科学设计临床研究方案。围绕某个病种，设计疾病的诱因、证候分析、疗效分析等多个研究的切入点，加强顶层设计。同时，基于医疗流程，建立满足数据挖掘标准术语要求的中医药数据库系统，整合医院信息系统、检验系统和影像系统等网络，做好各系统的连接，实现以患者为中心的多元信息集成。最后，要对采集到的中医药信息进行筛选、整理和统计分析，建立临床科研信息的操作规范。

③建立高级别中医药科研团队，建设特色平台

采用“走出去”与“请进来”相结合的方法，着力培养有中医基

础、具备计算机应用和阅读海量外文医学信息技能的科研人才，打造融合中西医学、科研方法和信息科学等的专业队伍，借助跨学科的合作，激发科研创新精神，构建一批熟练掌握信息挖掘技术的复合型中医药科学研究团队。

根据中医药临床科研平台需求配置所需硬件设备，成立科研质量管理机构，完善临床研究管理和操作规范、数据采集技术管理规范，采用源数据管理技术，提高研究方案与标准操作规程的执行效力，建设中医药科研特色平台。

④加速中医药科研国际化

加强国际市场的开发，构建国内外中医药交流和长期稳定的合作平台，为中医药国际化的发展奠定基础。利用大数据不断调整中医药产业结构，收集其他国家的疾病规律，投入针对性中药制剂，加强中医药在优势病种上的推广，发挥自身的科研优势，从而更好地进入国际医药市场。利用医疗大数据研究的结果，在国际网站注册重大项目，发表有影响力的学术论文，加速中医药研究结果的国际化。

（3）基于互联网的中医药科研管理信息化建设

科学研究是现代高校的职能之一，也是人才培养的重要载体。通过科学研究可以更清晰地阐释中药作用的科学机制，提高临床疗效、学术水平以及人才素质，使中医药能得到学术界和社会大众更广泛的认同，促进中医药事业更加健康有序的发展。随着我国中医药事业信息化的发展壮大，开启中医药与信息融合的研究之路，才能满足培养中医药科研领域人才所需的广度与深度，使中医药更好地满足人类日益增长的健康需求。

科研管理信息化建设水平是衡量高校学科发展和综合实力的重要指标。我国中医药行业科研信息数据库建设起始于20世纪80年代，经过四十年的建设已经取得了较大的成果。到目前为止，国内已有数十个中医药大学、学院及研究所建设了近百个规模不同的中医药信息数据库，从最初研究方向集中在中医药文献数字化领域，逐步进入诊疗数字化领域以及医院中医药信息系统研究阶段，现已拓展到数据挖掘与处理、知识管理阶段。中医药院校的科研信息管理应突出中医学的学科特点，呈多样化趋势。当今世界面临着信息科技高速发展所带来的大数据浪潮的冲击，打造具有学科特色且灵活度高的科研信息管理平台，有利于中医药院校的科研人才培养、信息利用、成果管理、科研指标体系优化和行政管理效率提升，最终实现为中医药科研提供有益的参考和思路的拓展。

第四节

融合社会多维实践，推动中医药产业新发展

“要遵循中医药发展规律，传承精华，守正创新，加快推进中医药现代化、产业化。”习近平总书记准确地揭示了中医药学发展壮大的必然模式。中医药学作为中华文明的瑰宝，正是在千百年来传承的历程中结合了当时儒释道各家先进学说，融汇了天文、地理、物候、人文等多学科知识，博取了政治、军事、经济、文化等诸多智慧，主动地、广泛地吸纳、消化、融合当时先进的人文科学、自然科学的理论和方法而谋求自身发展才得采纳天然药物，共铸一炉而成为治未病、治已病的古老医学。当代，中医药已呈现与现代科技、社会需求、国家战略相融合的趋势，形成了中医药与养老、旅游、互联网、健身休闲、食品等产业深度融合发展的新产业形态。

一、与现代社会相协调，引导和支持中医药健康产业发展

党的十八大以来，以习近平同志为核心的党中央高度重视中医药工作。习近平总书记多次就中医药工作作出重要指示，在致中国中医科学院成立60周年的贺信中指出：“中医药振兴发展迎来天时、地利、人和的大好时机，希望广大中医药工作者增强民族自信，勇攀医学高峰，深入发掘中医药宝库中的精华，充分发挥中医药的独特优

势，推进中医药现代化，推动中医药走向世界，切实把中医药这一祖先留给我们的宝贵财富继承好、发展好、利用好。”不仅科学判断和深刻论述了中医药所处的新的历史方位，而且为在新的历史起点上推进中医药改革发展明确了新目标、新任务和新要求。中医药因其完备的理论体系、特有的诊疗方法、明确的临床疗效以及完善的医疗保健体系受到越来越广泛的关注，并逐渐呈现出与现代科技、社会需求、国家战略相融合的新产业形态。

1. 现代中医药健康产业快速崛起

随着我国中医药现代化进程的推进，中医药事业在科研平台、科研成果、产业规模、临床研究、人才培养等方面取得了令人瞩目的成绩，提高了我国中医药服务能力和水平，拓宽了服务范围，成为中医药大健康产业的重要基础。随着中医药大健康产业的悄然形成，开始在惠及民生、服务医改、促进产业结构调整、培育战略性新兴产业等方面发挥重要作用，呈现出快速崛起之势。

一是形成了促进中药产业与生态和谐共生的跨行业、跨区域的新型产业链，打造现代中医药产业集群。首先，利用中药持续利用与生态保护技术，以疗效为根本出发点和落脚点，以满足临床防治常见病、多发病为根本需求，研发高效、安全、方便的中药新品种，构建适合中药特点的新药开发新模式。其次，发展人工繁育技术，创新中药生产工艺和质量控制方法，提升中药工业生产工艺和工程化技术水平，注重中成药二次开发技术，研发显著改善中成药安全性、有效性、质量均匀性的工艺技术，建立从中药材规范化种植到工业生产加工全过程的生产技术体系，有效保障中药产品质量。最后，通过强化生产信息化和自动化水平，加快推进绿色无害、优质高效的现代中药农业发展，着力打造一批竞争力强劲的优势企业。随着科技应用在保护中药资源、建设中药标准、创新中药产品等方面的不断推进，中药产业规模逐步扩大，标准体系相继完善，产业水平和产业能力持续提升，产品质量得到保障，创造了显著的经济、生态和社会效益。

二是构建了以整体观和治未病为治疗理念，以针灸推拿等为治疗手段，以中医个体化诊疗、中医治未病、中医养生保健为特色的中医药养生保健服务体系。首先，针对中医预防保健服务规范、技术标准、服务效果评价以及指标体系等开展了相关研究，对服务效果进行总结和完善，建立了中医预防保健服务质量控制体系。如针对常见的疲劳、失眠、疼痛、心理失调等常见亚健康症状，建立了融入中医药元素的亚健康人群监测机制、监测内容和健康管理模式。其次，实现了对资源的有效整合，建立医疗卫生机构、高等院校和各类企业之间的合作与联系，将科技成果高效、快速地转化为实际的产品、设备、方法和成果。如形成了包含体育锻炼、生活方式调整、内心修炼、生活环境改善在内的中医特色养生服务项目，以及集饮食、养生、旅游休闲为一体的产业链。

2. 中医药健康产业社会需求旺盛

随着我国经济的不断发展和社会的全面进步，人们的健康观念不断升级，提高身体健康水平和提升生命质量的观念逐渐深入人心，人们对医疗卫生行业提出了更多更高的要求。另外，由于我国人口众多，人口老龄化问题日益严峻，慢性疾病群体日益增加，人们对疾病预防保健、医疗卫生服务的需求不断增长，使得健康产业的发展有着广阔的市场。

同时，中医药作为我国的传统医药，在其发展的过程中不断汲取中华文化营养，形成了独特的中医药文化，成为我国非物质文化遗产的杰出代表。可见，中医药不仅是一个健康产业，也是一个文化产业。如何保护、传承、弘扬和发展好中医药文化，使其焕发出新的活力和光彩，关乎着中华文化的繁荣兴盛和中华民族的伟大复兴。

3. 中医药健康产业国内地位

中医药的发展离不开政策的支持和引导。新中国成立以来，历任国家领导人都高度重视中医药事业发展，将中医药放在党和国家发展全局的战略高度，对中医药工作作出过重要指示，为加快中医药的发展制定了多项政策，并制定了相关意见及具体措施，为推动中医药发展发挥了重要的引领作用。对近十年全国人大、国务院、国家卫健委和国家中医药管理局公开发布的有关中医药的30余条政策性文件进行筛选和整理发现，我国分别从供给型、需求型和环境型三类政策工具制定了相关政策来引导和支持中医药健康产业发展。

一是应用供给型政策工具制定了对中医药事业具有直接推动作用的政策。主要包括政府通过人才、资金、科研等途径推动中医药健康发展的各种措施和手段，为促进中医药的发展提供保障，改善中医药服务的供给情况，具体表现为加强基础设施建设、扩大对中医药的资金投入、加快人才教育培养和鼓励科研、推行信息化建设等。

二是应用需求型政策工具制定了对中医药健康发展形成拉力的政策。主要指政府通过克服中医药发展过程中的外部阻碍，通过各部门的组织协调、统筹规划，释放居民对中医药的需求，以拉动中医药事业的有序发展，具体表现为政府的财政补助、海外推广、产业塑造、试点/示范项目、药品调控和财政补助等举措。

三是应用环境型政策工具推动了中医药发展的影响力，间接促进了中医药的发展，为中医药发展提供了较好的政策环境。具体可细分为目标规划、法规管制、政策宣传、金融支持、质量评价、医保支持等。

4. 中医药健康产业成为国际战略

我国中医药科学研究的不断进步和中医药国际交流合作的不断深入，共同推动着我国中医药的现代化和国际化进程，国际社会对中医药的认可和接受程度不断提高。随着国家“一带一路”倡议的提出，为中医药国际化的全方位、深层次发展开启了新局面，创造了新机遇。

一是医疗技术与信息技术相结合。随着现代科技信息手段的不断发展，“中医+互联网”模式的投入与使用，有效增进了现代信息技术与中医药资源的相互融合。通过中医远程医疗、智慧医疗、在线健康管理等形式实现与“一带一路”沿线国家的互通互联，必将带动整个产业链的新一轮革新。

二是传统医药与国际文化相融合。为了推动中医药的传播，增进中国与亚欧大陆间的文化交流与理解，我国根据不同国家和地区的文化特点、教育方式，在多个国家建立了海外孔子学院、中医孔子课堂，推动着人类文明的融合与进步。同时，中医药文化在养生保健、医疗技术中的互动融合，促进了“一带一路”沿线国家对中医药的认识和理解，也切实解决了沿线国家民众疾病防治、养生保健等方面的重要民生问题，中医药在医疗与文化层面的双重影响积极推进了国家“一带一路”倡议的实施。

二、以市场为导向，推动中医药与养老、旅游、互联网、健身休闲、食品等产业深度融合发展

产业，是社会生产力发展的结果，是社会分工的产物，且随着社会生产力水平和专业化分工程度的提高而不断发展和变化。中医药产业是指在适应社会生产发展规律过程中形成的、和中医药相关的、具有一定规模和社会影响力的企业或单位及其活动人员的集合。中医药历史悠久、源远流长，具有完整的理论体系、独特的诊疗方法、显著的临床疗效和完善的医疗保健体系，是我国最具自主知识产权的产业。中医药产业对于增进人民健康、提高生活质量、振兴经济、推动社会发展等具有十分重要的作用。

《中医药发展战略规划纲要（2016—2030年）》提出“实现人人基本享有中医药服务，中医药产业成为国民经济重要支柱之一的发展目标”，中医药标准化、信息化、产业化、现代化水平正不断提高。2018年10月22日，习近平总书记在考察珠海横琴新区粤澳合作中医药科技产业园时指出：“中医药学是中华文明的瑰宝。要深入发掘中医药宝库中的精华，推进产学研一体化，推进中医药产业化、现代化，

让中医药走向世界。”

站在新的历史舞台上，中医药产业化的发展，必须与市场需求紧密结合，才能传承精华，守正创新。总体而言，应制定并落实中医药产业发展鼓励政策；加大科研投入，借助现代技术，推动治未病技术、重大新药创新、重大传染病和慢性非传染性疾病防治、疾病后康复疗养等方面取得新进展，实现中医药标准化、信息化、产业化和现代化；制定满足中医药行业自身发展的标准，向全球技术许可战略目标（技术专利化、专利标准化、标准许可化）看齐，加快中医药产业行业标准化的建设，促进中医药产业的可持续发展；加强中医药知识产权保护意识，促进更多专利发明的申报及应用；保护、利用中药资源，推进中药材规范化种植养殖，促进中药工业转型升级，构建现代中药生产、流通和监管体系，全面提升中药产业发展水平；加快推进中医养生保健、健康养老、健康旅游等服务性新兴产业的发展，推动中医药与文化产业融合发展；利用“一带一路”建设机遇，加强中医药对外交流合作，如在援外医疗机构中开展中医药相关服务，多途径扩大中医药的国际影响力；促进中医药医疗、保健、科研、教育、产业、文化全面发展，增强中医药的服务能力和贡献度，以进一步推进中医药产业化全面发展。

1. 中医药养老产业

随着我国经济、医疗卫生等条件的不断改善，人均寿命在不断提高的同时，人口老龄化问题亦日渐凸显。《中医药发展战略规划纲要（2016—2030年）》指出，要推动中医药与养老融合发展，促进中医医疗资源进入养老机构、社区和居民家庭。支持养老机构与中医医疗机构合作，建立快速就诊绿色通道，鼓励中医医疗机构面向老年人群开展上门诊视、健康查体、保健咨询等服务。鼓励中医医师在养老机构提供保健咨询和调理服务。鼓励社会资本新建以中医药健康养老为主的护理院、疗养院，探索设立中医药特色医养结合机构，建设一批医养结合示范基地。

当前，我国城市养老主要有家庭养老和社会养老两种模式，家庭养老模式又分为传统家庭养老和居家养老（聘用人照顾老人）两种形式，社会养老模式则分为社区养老和社会机构养老两种形式。中医药展现了其在治疗和调理老年疾病及各类并发症上的效果，对养老可提供众多优势项目，如太极拳、八段锦、推拿、针刺、艾灸、拔罐、刮痧、药浴、膏方等。根据老年人健康状态的不同，可制定各种具有中医特色的养生调养康复方案或干预服务包。因此，无论是何种养老模式，都可根据实际情况，采用不同的中医药防治方法。目前，中医药产业在养老保健等方面已经具有了相当的研究基础和产业基础，但由于中医药养生养老产业还没有得到广泛的普及，基本处于“散兵游勇”“独立作战”式的碎片化发展阶段，因而，带有中医药特色的养生养老产业今后应当将重心放在养生养老服务方面，将中医药养生服务打造成慢性病预防和保健工作中的重要一环，并设立独立的服务机构。

2. 中医药旅游产业

随着人民群众物质生活水平的提高和旅游业的快速发展，近年来，中医药旅游作为一种全新的业态应运而生。2015年8月，国务院办公厅印发《关于进一步促进旅游投资和消费的若干意见》，提出“积极发展中医药健康旅游”。2015年11月，国家旅游局与国家中医药管理局联合下发《关于促进中医药健康旅游发展的指导意见》，强调“推动中医药健康服务与旅游产业有机融合”。2016年2月，李克强总理在国务院常务会议上提出“促进中医药与健康养老、旅游文化等融合发展”。《中医药发展战略规划纲要（2016—2030年）》指出，推动中医药健康服务与旅游产业有机融合，发展以中医药文化传播和体验为主题，融中医疗养、康复、养生、文化传播、商务会展、中药材科考与旅游于一体的中医药健康旅游。开发具有地域特色的中医药健康旅游产品和线路，建设一批国家中医药健康旅游示范基地和中医药健康旅游综合体。加强中医药文化旅游商品的开发生产。建立中医药健康旅游标准化体系，推进中医药健康旅游服务标准化和专业化。举办“中国中医药健康旅游年”，支持举办国际性的中医药健康旅游展览、会议和论坛。

中医药旅游产业是中医药产业与旅游产业融合的产物，由于其开发模式尚不成熟，因而对中医药的旅游开发需在摸索中不断总结经验，加强中医药旅游总体规划、中医药旅游景区规划、中医药及民族医药健康旅游项目规划等，特别是在文化性、生态性、地域性、经济性、保健性等方面下功夫。如各地区根据当地的道地药材、医家流派、历史名医等进行挖掘，开发旅游产品和游客体验项目，以药用植物园、中药博物馆、中医名家纪念馆、大健康产业园等形式为载体，打造一条中医药旅游文化风景线，凸显鲜明的地方旅游特色。

3. 中医药+互联网产业

2016年，国务院发布《中医药发展战略规划纲要（2016—2030年）》明确提出推动“互联网+”中医医疗。2017年，国家中医药管理局发布《关于推进中医药健康服务与互联网融合发展的指导意见》，旨在推进中医药健康服务与互联网融合发展。此后，“互联网+中医药”迅速发展，主要包括研发中医药相关App、知识库和智能终端产品；应用互联网实现预约挂号、在线查询、云支付、智能中药房、中医远程会诊、远程培训等功能；发展中医药电子商务，加强对外贸易；依托互联网开展中医药线上讲座，推广中医药知识、技术、文化等方面。仅2016年，就涌现了中医AI智能设备、中医在线诊疗、中药电商、中医健康管理以及中医药教育等多种“互联网+中医药”模式；甘草医生、叮当云中医、金华佗等五十余家中医O2O平台、中医类软件、中医健康服务平台相继问世。

相较于传统中医药的应用与发展，中医药与互联网技术相结合，一方面，能够辅助优化诊疗方式与结构，如提高中医诊治便利性，减少就医、流通等流程的中间环节，加强医患之间的沟通交流，改变医患双方信息不对称的情况等。另一方面，能够进一步推广普及中医药知识与技能，提升中医药文化传播效果，依托互联网多媒体平台的优势，将文字、图片、音频、视频等有机整合，增强中医药文化的可及性与亲和力。与此同时，“互联网+中医药”还能实现中医药领域资源的互联互通互享，消除信息的片面化、碎片化，增强信息之间的关联性和系统性，促进中医药服务贸易的发展，推动中医药产业发展。

“互联网+中医药”作为一个新兴行业，目前正处于高投入阶段，发展势头迅猛，但应认识到，其核心仍是中医药，重心应放在疗效和诊疗服务上。利用大数据挖掘、人工智能、云服务等技术服务于中医药，可以使中医药更加智能化、便捷化、普及化。同时还要解决好用户信息安全性、网上药店配送流程规范化、人才队伍专业性、医疗责任划分明晰化等问题。中医药与互联网创新成果的深度融合，对推进中医药供给侧结构性改革、推动中医药传承发展以及建设“健康中国”具有重要意义，将在中医养生保健、健康养老、文化旅游和贸易信息等多方面发挥不可替代的作用。

4. 中医药健身休闲产业

《“健康中国2030”规划纲要》明确提出，推动形成体医结合的疾病管理与健康服务模式，发挥全民科学健身在健康促进、慢性病预防和康复等方面的积极作用。且在第六章“提高全民身体素质”专门指出：完善全民健身公共服务体系、广泛开展全民健身运动、加强体医融合和非医疗健康干预、促进重点人群体育活动。

结合中医特色优势，健身休闲场馆可开设融健康、养生、医学、运动于一体的特色课程，包括八段锦、太极拳、五禽戏、易筋经、孕产妇课程等；在运动前、运动中和运动后通过拔罐、刮痧、足浴等中医诊疗手段缓解肌肉疲劳、促进肌肉功能恢复；通过中医药增强健身美容、减脂、塑形等的功效；增加健身意外应急手段，如通过推拿、艾灸治疗踝关节扭伤；改变单一的服务模式，增加服务内容的厚度，提高健身服务水平，如将健身与健身前后的中医保健相结合。总之，通过多种举措并行，将中医药与健身休闲深度融合，从而推动健身休闲产业整体结构优化。

5. 中医药食品产业

根据《中华人民共和国食品安全法》定义，食品指各种供人食用或者饮用的成品和原料以及按照传统既是食品又是中药材的物品，但是不包括以治疗为目的的物品。根据《食品安全国家标准·保健食品》（GB16740-2014）的规定，保健食品是指声称并具有特定保健功能或者以补充维生素、矿物质为目的的食品，适用于特定人群食用，具有调节机体功能，不以治疗疾病为目的，并且对人体不产生任何急性、亚急性或慢性危害的食品。保健食品在我国从1987年才真正形成工业化、规模化生产。我国目前将保健食品划分为两种类型，一种是功能性保健食品，能改善一定的生理功能；一种是膳食补充剂，能补充人体所需的营养元素。经过30多年的发展，随着国家经济发展、人们健康观念转变，保健食品行业的发展势头迅猛，产值从20世纪80年代的16亿元，发展到2017年的近4000亿元，年均增长率超过20%，并对食品加工、食品机械、包装、物流、贸易以及医药等相关行业的发展起到了重要的推动作用。

中药的养生保健功效亦是中医药理论与实践的重要组成部分。我国独特的药食同源中药一般较为平和，不仅可作为治疗疾病的药品原料，亦可作为维持机体正常生理功能的保健食品原料。2002年2月发布的《卫生部关于进一步规范保健食品原料管理的通知》（卫法监发［2002］51号），将“既是食品又是药品的物品名单”“可用于保健食品的物品名单”“保健食品禁用物品名单”列为3个附件同时发布，可作为重要参考标准。其中，“既是食品又是药品的物品名单”中包括乌梅、木瓜、山药、山楂、甘草、阿胶、枸杞子、栀子、荷叶、莱菔子、莲子、茯苓、葛根、酸枣仁等87种，“可用于保健食品的物品名单”中包括人参、女贞子、丹参、吴茱萸、杜仲、天麻、当归、红景天、西洋参、党参、怀牛膝、益母草、淫羊藿等114种，“保健食品禁用物品名单”中包括川乌、草乌、朱砂、巴豆、广防己、马钱子、甘遂、马桑叶、生狼毒、洋金花、牵牛子、山莨菪、香加皮、斑蝥、关木通、雷公藤等59种。目前，我国保健食品的原料组成主要有以下几类：维生素、矿物质、天然产物、中药和其他可食用的材料。据统计，目前以中药为原料的保健食品占所有已批准注册保健食品的60%以上，如江中集团以猴头菇为原料推出的猴姑饼干，东阿阿胶股份有限公司以驴皮为主推出的东阿阿胶，等等。

中医药保健食品是以中医药理论为指导，结合现代研究成果，在天然食物中加入既是食品又是药品及可用于保健食品的可食药材，经过适当加工成为具有中国特色的、对人体具有特定保健功能的食品。中医药保健食品有适宜的特定食用人群，具有调节机体功能的作用，不以治疗疾病为主要目的。中医药保健食品把传统中医药理论与现代食品科学理论相结合，把中医食疗学与现代营养学相结合，把传统工艺和现代技术相结合，体现了我国保健食品的独特优势。

中医药保健食品是介于中药和食品之间的跨界产品，因此必须符合以下三个要求。其一，产品本身必须具有食品级的安全性。因中医药保健食品本质上属于食品范畴，不得对人体产生急性、亚急性或者慢性危害，遵循《中华人民共和国食品安全法》和《保健食品管理办法》的各项法规规定，其声称的保健功能应当具有科学依据，不得夸大其词。其二，必须符合中医药学、药理学和营养学等理论。中药组成的保健食品在研发为商品的过程中，应符合中医药理论，在组方时应当遵循中医配伍的方剂学理论。同时，配方也应当以现代药理学和营养保健为依据。如此，中医药保健食品的特定功效才能得到保证。其三，制备工艺和添加物必须符合安全性原则。以中药为原料的保健食品的生产工艺通常采用传统的制备工艺，一般而言，多为水提取的制备工艺，有时为了获得脂溶性的有效组分，也采用醇提的方法，但不采用食品加工中所禁用的有机溶媒，以防止有机溶媒残留物可能引起的安全性问题。为了安全起见，也不主张采用细菌发酵的方法加工中药原料。只有这样，中医药保健食品的安全性才有保障。

中医药除了能与以上提及的产业深度融合发展以外，还可扩展到其他产业，如与文化产业结合形成的相关产业，包括广播影视、动漫、音像、传媒、工艺与设计、雕塑、环境艺术、视觉艺术、广告装潢、服装设计、软件和计算机服务等，共同培养复合型文化创意人才，开发各种中医药文创产品，打造中医药文创产业。

总之，在国家政策、经济发展的大好环境形势下，中医药与其他产业跨界融合一定能获得互利共赢的发展机会，从而共奏出中医药大健康产业一曲曲精彩纷呈的大乐章。

第五节

加强文明交流互鉴，展示中医文化魅力

“文明因多样而交流，因交流而互鉴，因互鉴而发展。”习近平主席在亚洲文明对话大会开幕式上精准地道出了文明发展的逻辑链。人类不同的文化和文明正是在相互沟通、对话和互鉴之中，才能得以不断传承、创新，变得生机勃勃，人类社会也才能得以不断发展。中医药作为中华民族的瑰宝，是华夏人民几千年健康养生文化的智慧结晶。在其悠久的历史进程中，也曾文明互鉴、兼容并蓄、创新发展，形成了自己独特而丰富的理论体系和实践体系，为中华民族的健康繁衍和世界医学文明的多样性作出了巨大贡献；而推动中医药的海外传播，使其与世界其他医学体系优势互补，相互促进，也将对全人类的健康事业和世界文明进步产生积极影响。因此，我国近年来相继出台有关政策和文件，明确提出要加强文明交流互鉴，促进中医药文化对外传播，推动中医药走向世界，增强和提升中国文化自信。

一、促进中医药文化海外传播意义深远

随着我国国际影响力和国际地位的不断提升，以及“一带一路”倡议的提出，中医药国际化正处于一个前所未有的历史时期。《中医药对外交流与合作中长期规划纲要（2011—2020）》《中医药发展战

略规划纲要（2016—2030年）》《中国的中医药》白皮书、《中医药“一带一路”发展规划（2016—2020年）》的发布，更是将中医药文化海外传播提升到了全新的国家战略高度。加大力度推动中国的中医药对外传播，将有非常深远的意义。

1.与世界健康文化互学互鉴，推动中医药造福人类健康

当下全球经济和科技高速发展的同时，人类健康也正在面临新的挑战。一方面，老龄化、竞争激烈、生活方式改变和环境污染等问题日益突出，导致人类疾病谱发生变化，慢性非传染性疾病发病率逐年升高，成为21世纪的主要卫生问题和挑战之一，不仅对各国造成巨大经济损失，还使人们治疗疾病的成本昂贵，卫生保健费用上升。另一方面，当今世界生活节奏加快，社会的压力和竞争等导致身心失常日益普遍，苦于“感觉不舒服但又查不出病来”的亚健康人群不断增加，亚健康已成为世界健康医学避无可避的现实问题。但现代医学长期关注“已病图治”，对如何解决这类客观上不符合疾病诊断标准，但病人主观上感觉到不舒服的亚健康情况，仍无有效方法。世界医学模式也从原来单纯的生物模式转变为“社会-心理-生物医学模式”。世界医学的发展趋势也由“以治病为目的”转为“预防疾病与损伤，维持和提高健康”，治疗模式将从重视群体治疗、生物治疗、局部对抗治疗转变为重视个体治疗、身心综合治疗和整体治疗。

中医以整体观、辨证观念为指导原则，注重人与自然的和谐相处，注重生命的全过程和质量，强调作为整体的人的身心健康和疾病的各个阶段和方面，在诊断和治疗上也是对人体身心及外部环境进行全面考量和调理。中医重视养生保健，崇尚未病先防，自古就有“上医治未病”的观点。中医是治病的人，而非人的病，强调“以人为本”，其治疗方法以顺应自然为核心，如中药、食疗、药膳、膏方、针灸、推拿、刮痧、拔罐、敷贴、艾灸、熏洗、导引、情志疗法、音乐疗法等，涉及人们的衣食住行等各方面，能够融入普通民众的日常生活，更容易被大众所接受。因此，中医与当下世界医疗发展趋势不谋而合，对于建立健康的生活方式，解决日趋严重的亚健康和慢性病问题能够发挥重大作用，且贴近生活，易于操作，副作用小，成本低廉，非常适合在全球范围内推介，造福人类健康。

因此，面对人类健康前所未有的挑战和机遇，中医药作为世界传统医药的重要组成部分，应积极参与其中，与世界其他医学健康文化优势互补，互学互鉴。要做到互学互鉴，首先应该“各美其美”，即充分肯定中医药的珍贵价值，坚定自身的中医文化自信；然后才能更加客观地认识其他医学体系以及它们与中医药的关系，做到“美人之美”，相互交流借鉴；最终就能实现“美美与共，天下大同”，共同为提升世界人民的健康素养和健康水平贡献力量。

2. 参与“一带一路”建设，构建人类健康命运共同体

“一带一路”倡议是十八大以来以习近平同志为核心的党中央提出的一个伟大构想，是实现中华民族伟大复兴的重要战略举措，是促进全球和平合作和共同发展的中国方案。“一带一路”建设的成功实施，不仅仅依靠发展贸易合作，更应该以文化传播、交流与合作作为纽带，以共同解决沿线国家的重点民生问题作为支点，以民心相通作为重要基础。中医药作为中国传统文化的精髓和代表，是中华文明与沿线国家人文交流的重要内容。中医药作为保健和治疗效果明确的医学，能够为沿线国家医疗可持续发展提供借鉴参考，满足沿线各国对民生建设的普遍关切，有助于促进与沿线国家的民心相通，必然应承担起参与“一带一路”建设的重任。

人人享有健康是全人类的共同愿景，也是共建人类命运共同体的重要组成部分。作为民心相通的“健康使者”，中医药与现代西方医学以及“一带一路”相关国家地区的传统医学之间有很强的互补性。推动中医药在“一带一路”国家地区的融合式发展和卫生健康领域的国际合作，以传统医药为纽带，共同促进健康事业和产业的发展，将为构建人类健康命运共同体、增进全人类健康福祉作出贡献。

3. 坚定文化自信，提升中国文化软实力

文化自信是对国家民族文化精神的坚定信念与自觉实践。只有具备高度的文化自信，才能推动中国文化繁荣兴盛，实现中华民族伟大复兴。当今世界主要大国综合国力竞争激烈，除经济和军事外，文化越来越成为综合国力竞争的重要因素。要进一步提高国际影响力，中国就必须注重文化软实力的提升。毫不动摇地坚定自身文化自信，对内能推进中国特色社会主义文化建设，为实现中国特色社会主义伟大梦想提供坚强思想保证和强大精神力量；对外则可以抵抗西方文化霸权主义，增强中国文化在国际上的影响力和塑造力。

中医药是中华民族几千年的智慧结晶，是中国传统文化的“活化石”。有学者对中国最具代表性的文化符号展开调查，结果显示，在最具代表性的前10项中国文化符号中，中医位列第六；而在可以向国外推广的前10项中国核心文化符号中，中医位列第三。2019年，当代中国与世界研究院联合知名调查机构共同完成的《中国国家形象全球调查报告2018》显示，50%的海外受访者认为“中医药”是中国文化的代表元素，占比位居第二，第一为中餐（55%），第三是武术（46%）。中医药文化在调查中受到海外受访者好评。31%的海外受访者接触或体验过中医药文化，在这些人群中，81%的受访者对中医药文化持有好印象，这一比例在海外发达国家占71%，在海外发展中国家达89%，在海外18～35岁的受访人群中占81%。由此可见，植根于中国传统文化的中医药，是中华民族核心价值观的重要反映，是中国文化软实力的重要体现。因此，推进中医药文化海外传播，进一步向世界展现中医药文化的独特魅力，对于提升中国文化软实力具有重要意义。

4. 抢占全球传统医学领域话语权，谨防海外局势对中国本土中医的“倒逼”

目前，全球传统医学发展迅速，已经成为世界卫生保健服务的重要支柱之一。作为世界上理论体系最完善、使用人数最多的传统医学之一，中国的中医药正逐渐打开国外市场，赢得国际关注，但同时也不可避免地感受到来自其他主要传统医学，如印度阿育吠陀医学、日本汉方医学等的竞争压力。各国都想抢占国际市场，提高国际影响力。与此同时，随着中医尤其是针灸在西方社会的流行，以西方政治权力为支撑的西医药利益集团开始觊觎这片市场，想用抛弃中医药理论而以现代医学理论重新装饰的“创新疗法”如“干针”来取代传统中医治疗，意图把中医“去中国化”、针灸“去中医化”。在此紧迫形势下，中国更应加快中医药对外传播的步伐，抢占全球传统医学领域话语权。一方面让世界民众认识和接纳真正的中医药，捍卫中国中医药的正统地位；另一方面，“以我为主”制定一套完善的中医药国际化标准并加以推广，才能取得制订中医评价体系的主导权，从而防止随时可能出现的由他国主导制定的中医药国际评价和标准体系对我国中医的“倒逼”。

“正气存内，邪不可干。”在积极争取中国中医药国际话语权的同时，我们也应意识到，只有从自身出发，认同中医文化价值，坚定中医文化自信，积极发掘中医药优势，继承并发展好这一中华民族的文化瑰宝，守住国内阵地，才能对中医药的海外发展形成源源不断的支持。

二、中医药文化正向世界展现独特魅力

进入新世纪，中医药进一步打开海外市场，加速国际传播，在医疗保健服务、中药贸易与开发、中医药国际教育、中医药国际合作交流和中医药国际标准制定等方面均取得丰硕成果，中医药海外事业取得了长足发展。

1. 医疗保健服务

目前，中医药已传播到183个国家和地区。中医已先后在澳大利亚、加拿大、奥地利、新加坡、越南、泰国、阿联酋、南非等29个国家和地区以政府立法形式得到承认，针灸已在大多数国家取得了合法地位，并有18个国家将针灸纳入医疗保险。全世界中医（针灸）医疗

机构数量达到5万多家，国外中医从业人员现约有30万～50万人，且数量仍在逐年增长。开设中医门诊部和西医医院附设中医或针灸科也逐渐兴起，在日本、朝鲜、新加坡、越南、英国、法国、俄罗斯、奥地利、美国、加拿大、巴西、古巴等国的部分医院均选择性设有针灸、推拿、中医科室或疼痛门诊。一批规模较大的中医医院也相继在新加坡、德国、法国等地建立起来。

2. 中药贸易与开发

中药正逐步进入国际医药体系，已在俄罗斯、古巴、越南、新加坡和阿联酋等国以药品形式注册。我国中药产品贸易近年来不断发展壮大。中国海关统计数据显示，2014年我国中药类产品进出口总额46.30亿美元，同比增长9.79%。其中，出口额35.92亿美元，同比增长14.49%。目前我国对外出口的中药产品主要有中药材、中药饮片、中成药、植物提取物及配方颗粒。越来越多的欧美学者开始对中药和中药复方进行临床和作用机制研究。此外，中药产品也开始申请美国FDA和欧盟新药。由成都地奥集团生产的“地奥心血康胶囊”以治疗性药品身份于2012年在荷兰健康保护检查局成功注册，获许在荷兰上市。天士力集团生产的复方丹参滴丸成为美国FDA历史上第一个完成三期临床的复方中药，与此同时，还有另外7个中药产品正在美国进行新药申请前的二期和三期临床试验。2019年10月，由湖南中医药大学助推的“银黄清肺胶囊”在巴基斯坦通过临床试验，成为湖南省首个在巴基斯坦上市的中成药，我国拥有自主知识产权的中药产品正在逐渐打开国际主流市场。

3. 中医药国际教育

我国中医药院校的留学生教育始于20世纪50年代末，统计数据显示，现今每年约有13000多名留学生来中国学习中医药。同时，国内一些中医药院校也积极与海外教育机构开展合作办学，成果显著，如南京中医药大学1993年即与澳大利亚皇家墨尔本理工大学合作，开创我国与西方大学合作举办中医学历教育之先河，直接推动和促成了澳大利亚以立法形式承认中医合法地位。海外本土中医教育也日益发展，世界上约有160个国家和地区开展了中医药教育，中医药教育机构近700家。现设有1～5年各种学制，提供包括中医专业、针灸专业、草药专业和养生康复保健专业在内的课堂教学和临床见习和实习。

4. 中医药国际合作交流

目前，中国已同外国政府、地区主管机构和国际组织签署了86个中医药合作协议。2015年，国家中医药管理局设立首批17个中医药国际合作专项，其中海外中心9个，占首批立项总数的53%。截至2018年，共设立海外中心49个。海外中心数量逐年稳步上升，主要分布在欧洲、亚洲、大洋洲、北美洲等丝绸之路沿线国家和地区。

一批中医药/针灸世界学术团体相继成立并逐渐发展壮大。总部设在中国的世界针灸学会联合会有来自53个国家和地区的194个会员团体，世界中医药学会联合会有来自67个国家和地区的251个会员团体。由世界中医药学会联合会主办的世界中医药大会已成功举办十六届，积极推动了中医药在世界范围内的交流与合作。

此外，中国政府与世界卫生组织保持积极合作，为推动国际传统医药发展作出贡献，如推动世界卫生组织分别于第62届、第67届世界卫生大会上通过了《传统医学决议》和《世界卫生组织传统医学战略（2014—2023）》。2019年5月25日，第72届世界卫生大会审议通过了《国际疾病分类第十一次修订本（ICD-11）》，首次纳入起源于中国中医药的传统医学章节，标志着中医药正式接入国际主流医学这一分类体系。

5. 中医药国际标准制定

2009年9月，国际标准化组织（ISO）成立中医药技术委员会（ISO/TC249），该委员会秘书处落户上海，由中国国家标准化管理委员会和国家中医药管理局共同负责指导和管理。2018年，ISO正式任命上海中医药大学中医药国际标准化研究所所长沈远东教授为国际标准化组织/中医药技术委员会（ISO/TC249）主席。我国在把握中医药国际标准化的主导权和话语权方面迈出了非常重要的一步。截至2019年

5月，ISO/TC249已颁布中医药国际标准45项，包括一次性无菌使用针灸针、亚洲人参种子种苗、中药重金属检测方法、中药煎煮设备、艾灸器具及中药编码系统等标准，其中由中国专家担任项目提案人的占71%。

三、中医药文化海外传播挑战与机遇并存

1.东方与西方、现代与传统的文化差异，既是海外中医药文化传播的隔阂也是优势

中医药和西医药植根于不同的文化土壤和语境。中医药相对更具有人文学科性质，其融中国传统儒释道文化于一体，凝聚着深邃的东方哲学智慧，其哲学基础、认知模式、价值理念、防治观念、表达方式等，与注重分析局部量化结果、大部分结论体现在数据上的西医药截然不同。而文化正因为不同，才有了交流互鉴的价值。中医药作为东方文明的代表，和作为西方文明代表的西医在价值上是平等的，各有优势，也各有不足。中医药在疾病预防、治疗、康复等方面的独特优势，可对西医形成有益的补充，同时，中医药可担当世界人民“打开中华文明宝库的钥匙”之大任，夯实中医药国际交流与合作基础，可提升中国在国际舞台的软实力，润物细无声地推动与不同文明的交流对话，弘扬中国精神，传递中国价值，携手共逐文明发展之梦。

中医药文化秉承中国传统文化，属于高语境文化，和中文一样多基于隐喻认知。在低语境文化国家中，中医药文化的翻译应尽量避免高语境语言翻译为低语境语言时常常会出现的语境信息丢失或不对等情况。我国应加速统一中医翻译标准规范的步伐，以弥补语境差异所缺失的信息。在交际过程中，人们总是根据双方所共有的背景知识而省略一些信息，从而提高传播效率，其根本原因在于语境提供了交流所需的潜在信息。在现代化、全球化步伐不断加快的进程下，促进中国传统文化海外传播和语境培养，减少中医文化传播隔阂，是推进中医药文化海外传播的必要途径。

2. 国内中医药发展壮大，是奠定海外传播中医药自信的基石

近年来，国内外中医药事业都迎来前所未有的历史发展机遇。国内中医药服务体系日益完善，理论实践水平快速提升。“中国小草”“针灸铜人”走向世界，青蒿素救亿万人民于水火，针灸风靡全球，中医药文化的逐渐传播为全世界人民带来更多获得感。在此背景下，我们需要以更宽广的视野来推动中医药传承创新发展，大力提高国内中医药事业的发展质量和效益，为海外中医自信发展提供坚实有力的后盾。深入贯彻《中共中央国务院关于促进中医药传承创新发展的意见》和全国中医药大会精神，遵循中医药发展规律，强化中医药的传承精华，守正创新；系统深化中医药改革，坚持中西医并重，发展中医药原创优势，推动我国生命科学实现创新突破；利用现代科学技术加强关键技术装备和药物研发，加快实现中医药现代化；加强中医药服务体系和体现中医药特色服务能力，进一步完善鼓励提供中医药服务的政策；加大中医药的监管力度，提升中药质量，保证中医药产业产品的安全水平；加快中医药人才队伍建设和评价力度。2020年全国中医药局长会议提出，2020年狠抓中医药发展的贯彻落实，应该乘势而上、奋发有为、全力开创中医药传承创新发展新局面。发展壮大国内中医药，弘扬中华优秀传统文化、增强民族自信和文化自信，为中医药文化海外传播奠定自信的基石。

3. 中医药行业标准制定和中医药立法，是海外中医药自信自强的有利保障

目前，海外对中医的立法主要有三种情况：①中医和针灸全面立法；②针灸立法；③中医和针灸均未立法。未立法国家及地区实际上是中医海外发展的灰色地带，中医针灸从事者基本上是行业自我管理。如果中医在海外不能行医，中药不能上市，中医药将无法进入当地医疗和保险体系，更无法进入主流的医药体系。

标准制度规范和立法发挥着中医药海外传播的引领作用，其有利于获得各国人民的文化认同和转化为行为习惯，能有效促进中医药文化融入海外各国的社会活动的各个方面。标准制度规范的建立和中医药在海外各国的立法能为中医药海外发展营造有利的国际环境，是海外中医药文化传播和发展的重要保障。

中医药秉承的是有中国传统文化特色的价值观和思维方式，贯彻的是中华文化和中医规范，自成体系，与西医不同。中医药在某些具体的技术细节上可以参照或遵守各国现行的以西医为主流制定的标准，但从根本上来说，中医药必须制定自己的标准，让世界各国能理解和接受中医的标准。我国作为中医药文化的发源地和主阵地，保护知识产权和主导权，坚持以国家之力，进一步加大政策扶持力度，同时促进各国政府和世界卫生组织、国际标准化组织等的互通互助，继续利用好世界卫生组织、国际标准化组织、欧盟草药委员会以及世界针灸学会联合会、世界中医药学会联合会等多边平台，主导中医药相关国际标准、规则的制定。通过与各国长期的沟通和磨合，将中医纳入西医主导的海外各国的现行规范标准体系，是树立中医药海外传播自信的有力保障。

4. 培养高素质的传播团队，成为中医药文化海外传播的“特种兵”

为适应形势发展需要，应建立外向型合作机制，培养具有国际竞争力的外向型团队，发挥其在海外中医药文化传播中的“特种兵”作用。通过国内外交流与合作，建立统一的人才标准，大力培养中医药海外传播人才，建立对应的科学人才评价机制。要认识到不同语境文化对传播的影响，秉持知己知彼、合作共赢的态度和原则，加强文化交流互鉴，广泛探索新途径，促进中医药文化的跨文化传播。推动多层次的包括中医孔子学院等在内的中医药国际教育交流合作，吸引更多的海外本土民众接受中医药学历教育和临床实习，将这部分学生打造成具有中医药文化国际传播力的本土助力军。

5. 中医药文化的海外传播是宏大复杂的系统工程，需协力发展

中医药文化海外传播需要政府主导，统筹规划。政府应当强化统筹协调，研究提出中医药海外传播的具体政策措施，协调解决重大问题，并且加强对政策落实的全局指导；将中医药国际贸易纳入国家战略，构建政策支持体系，突破海外制约中医药传播的政策、技术、经济、文化壁垒，树立中医药知识产权国际保护意识；扶持中药材海外资源开拓，加强海外中药材流通质量管理；落实政府间合作协议，推动与海外国家的科研合作，推进周边国家合作筹建中医药机构，加强各国官方往来。

中医药文化海外传播需要多领域合作。运用“中医+”思维开拓创新，多元整合传播传媒、国际化发展、商业经营、文化创意产业、现代企业管理、现代化教育等领域，充分利用已有的专业工具和专业人员，合力运转，以实现中医跨文化传播突破发展。通过多元途径和渠道，培养一批中医跨文化传播的复合应用型人才，做好中医药对外交流合作专家智库的建设工作。

中医药文化海外传播需要三因辩证。推动中医药海外传播需要秉持因时、因地、因人的中医制宜观，综合考虑世界各国各地的政治、经济、社会、文化因素，在始终坚持中医药文化的原创思维、传承与创新的辩证思维指导下，尊重差异，寻求共性，对症下药，重点突破，以点带线，不断激发和推动中医药文化海外传播的潜力和活力。向世界讲好中医故事，在海外展现中医魅力。

第四章

不断创新

第一节

勇攀医学高峰，提高中医临床疗效

一、未来医学发展的高峰

医学经历了传统医学、实验医学和现代系统医学三个发展时期。随着文明的进步和科学的发展，人类在不断认识、不断创新中逐渐把医学发展推向高峰。医学高峰是医学发展的最高点、根本动力和最终目标。那么医学发展的目的究竟指向何处？医学的最终目标是什么？这是我们谈论未来医学发展高峰需要回答的问题。

1. 医学的目的、发展的方向、发展的目标

医学的目的是特定的人群或个体在一定的历史条件下对于医学的要求，是人类希望通过各种医疗服务想要满足的健康需求，它具有多层次、多方面的特点。由于历史条件不同，医学发展水平不同，医学的目的在不同的历史阶段也有所差异。

传统的医学目的可以概括为“治愈疾病，避免死亡”。然而，这个目的虽然强化了生命神圣的观念，但随着社会的进步、健康需求观念的转变，就医学而言，仅仅“治愈”显然不能涵盖全部的医学意义。现代人们对医疗服务的要求已不再是“治病”，而是“有病治病，无病防病”。可见，传统医学与社会公众的期待是有矛盾的。既与现代生物-心理-社会医学模式不相适应，也与人人享有健康的目标不相适应，更与卫生资源的公正原则形成严重冲突，非常不利于卫生保健服务模式的进步。随着医学的迅速发展，人们对医学的期望值逐渐提高，社会对医学的影响也越来越大，医学已经逐步成为社会稳定的重要构成部分，新的医学目的也应运而生。

现阶段的医学目的主要包括五个方面：一是预防疾病和损伤，促进和维持健康，这是医学的基本目的；二是解除由疾病引起的疼痛和痛苦，这是对传统医学目的的保留；三是对疾病（包括不治之症）的照料和治疗，这是对传统医学目的的发展；四是避免早死，追求安详死亡，这是现代医学目的的最大突破、修正和发展；五是提供人文关怀，人文关怀是医学人道主义精神的精髓，更是医学人性化境界的体现。

可以看出，新的医学目的是对传统医学目的的继承与发展，是从病人健康需要、社会伦理价值、社会整体利益、民众整体生活质量和医学发展等角度综合考虑的，它追求的是预防性的、受尊敬的、供得起的、高质量性的、可持续的和公平的医学，这是需要通过医生与病人、医学与社会的共同努力才能完满实现的，而所有这些努力的出发点就是医学的目的。

鉴于医学目的的调整，医学发展的方向和目标也迎来了新的转变。1996年，世界卫生组织在《迎接21世纪的挑战——21世纪的医学》中明确医学的发展空间正在从八个方面开始转变，即从“疾病医学”向“健康医学”发展，从“重治疗”向“重预防”发展，从“病源对抗治疗”向“整体综合治疗”发展，从“重视对局部病灶的改善”向“重视人体生态环境的改善”发展，从“群体治疗”向“个体治疗”发展，从“生物治疗”向“身心综合治疗”发展，从强调“医生的主导作用”（他助）向“重视病人的自我保健作用”（自助）发展，从“以疾病为中心”向“以病人为中心”发展。这种发展方向的转变是在经济社会飞速发展，物质丰富多元、生活水平提高，不健康的饮食、生活方式以及各种压力等导致的亚健康和慢性病人群数量剧增的情况下产生的，是与生物-心理-社会医学模式相适应的，是未来医学必须坚持的正确发展方向。

只有让医学发展方向和目标符合于医学目的的转向，才能摆脱当前医学面临的种种困境。未来的医学应当是一门有节制和谨慎的医学，是一门供得起和在经济上可持续的医学，是一门对社会反应敏锐和多元的医学，是一门公正和公平的医学，是一门尊重人的尊严和选择的医学。

中医药学作为一门研究人体生命、健康和疾病防治的医学，其治未病理论在健康医学的构建中具有得天独厚的优势，其生命观、健康观、疾病观与世界卫生组织所明确的医学的“八个转变”具有高度一致的内涵。作为中华民族原创性的医学文化，作为中国医疗卫生体系中独特的卫生资源，中医药学必将发挥自身优势，勇攀医学高峰，在实现维护人民生命健康、推动医学发展的最终目标中发挥重要的作用。中医药发展的目标必然与医学高峰紧密相连。

2. “医学高峰”在哪里

医学高峰作为未来医学发展的最终目标，是通过科学或技术的手段达到防病治病、维护生命健康，即维持人体正常的生理、心理活动与自然、社会相适应所呈现的稳定有序状态的最终目的。

随着现代医学对于疾病的认识和实践越来越深入，我们发现，仅仅围绕疾病进行治疗并不能满足人民对于健康的全部需求，特别是在疾病预防与康复、重大疑难疾病救治、慢性病管理等领域，“治疗”有着滞后性或疗效的不确定性。在此情形下，医学工作者最大的工作不仅是治愈疾病，更重要的是帮助病人管理疾病，通过防治结合、疾病管理、中西并重达到最优医疗方案，从而实现医学行为与健康需求的高度契合。

因此，从现代人类疾病谱的变化和医疗模式的转变来看，建立以恢复和增强人的自身功能、维持和提升人的整体稳态水平为主要目标的健康医学，当是医学高峰的题中之义。

在给中国中医科学院成立60周年的贺信中，习近平总书记提到“中医药振兴发展迎来天时、地利、人和的大好时机，希望广大中医药工作者增强民族自信，勇攀医学高峰，深入发掘中医药宝库中的精华，充分发挥中医药的独特优势，推进中医药现代化，推动中医药走向世界，切实把中医药这一祖先留给我们的宝贵财富继承好、发展好、利用好，在建设“健康中国”、实现“中国梦”的伟大征程中谱写新的篇章。”“勇攀医学高峰”简单几字，却意义深刻，习总书记站在民族自信的高度上为我们中医药工作者指明了继续前行的方向，明确了中医药发展的目标。在人类勇攀医学高峰的路上，中医药是不可缺少甚至非常重要的组成部分。

二、发挥中医药的特色与优势，勇攀医学高峰

2016年2月3日，习近平总书记到江西考察江中药谷制造基地时肯定了江中制药的发展方向“小康提速，康也包括健康，要全民健康。中医药发展这条路，你们走对了。江西把中医药作为发展的一个着力点，是正确的，也是很有前景的。”并提出了“中医药是中华文明瑰宝，是5000多年文明的结晶，在全民健康中应该更好发挥作用”。再次肯定了走发展中医药、促进全民健康、推动医学发展的道路是正确的。中医药具有“副作用小，疗效好，中草药价格相对便宜”的医疗优势，具有个性化的辨证论治，求衡性的防治原则，人性化的治疗方法，多样化的给药途径，天然化的用药取向的临床特色。充分发挥中医药的特色和优势，在构建现代健康医学的道路上勇攀医学高峰，不仅是当前“健康中国”建设的迫切需求，也是中医药造福人类健康的使命担当。

1. 发挥中医药独特的理念优势，推动现代医学模式发展

中医药学是中华民族历史上的主流医药学，是当代中国特色医药学的重要组成部分，是世界传统医药学的杰出代表，是中华民族医

药学者在认识自然、认识生命、防治疾病与卫生保健活动中原创、应用、传承、发展的医药学体系，具有独特的理念优势。中医药学是一种以“经验总结”为基础的实践医学理论体系，侧重于从人体整体功能性变化的角度去研究和认识疾病过程，对人体疾病过程认识的基本单元是证，对疾病的诊治模式是辨证论治，具有天人合一的“整体观”、燮理调平的“中和观”、养生防病的“治未病观”、因时因人因地制定治疗方案的“制宜观”等独特的理念。

现代医学对人体疾病过程认识的基本单元是病，其基本的疾病诊治模式是辨病治疗，诊疗思维则着重于寻求致病因子和精确病变定位，然后采用对抗式思维，定点清除致病因子，使机体恢复健康。

虽然中西医学在思维模式、脏器功能机制、病理病机、医疗手段与方式等理念方面存在着一定差异，但疾病过程和生命现象是客观存在的，疾病的发生、发展及变化规律，是不会因为两者理论体系的差异而发生变化的。明确了两者存在“内在的本质联系”，就可以充分发挥中医药独特的理念优势，发挥中医药“中国式办法”之诊疗特长，即在整体观指导下，诊疗思维着重于寻求致病因素和正气、邪气的消长定位，采用包容式思维，并非定点清除致病因子，而是通过扶正祛邪、标本兼治的方法促使机体恢复健康。

作为中华民族原创的医学科学，中医药从宏观、系统、整体的角度揭示了人类的健康和疾病的发生发展规律，成为人们治病疗疾、强身健体、延年益寿的重要手段，必将在现代医学体系的建构中大放异彩。

2. 发挥中医药独特的治未病优势，提升公共卫生服务能力

随着社会的发展，人们生活水平的提高，人类寿命不断延长，老龄化问题日益突出，常见疾病如高血压、冠心病、糖尿病等症状表现日益突出。生活节奏的加快，竞争的日趋激烈、工作压力过大、生活习惯不健康等，使人们用心、用脑过度，身体的主要器官长期处于入不敷出的高负荷状态下，人体组织细胞的正常生理功能遭到破坏。

还有如水源和空气污染、噪声及其他化学、物理因素等环境污染的影响，导致亚健康对人类的威胁越来越大。人们渴望健康的需求日益增长，人们的健康理念也在逐渐转变，对健康的追求不只是“身体没有病”，而是更加注重生存质量，对寿命预期，特别是健康寿命预期的要求越来越高。

广大卫生工作者逐渐认识到只单纯地治疗疾病是远远不够的，昔日的“疾病的医学”已转向“人的健康的医学”。他们的服务对象已经由病人为主发展为病人、亚健康人和健康人，服务范围也由单一的医疗服务体系发展为医疗服务和预防保健服务两大体系，拓展到医疗、预防、保健、养生、康复等各领域。现代医学模式由单纯的生物模式向生物、心理、社会和环境相结合的模式转变，医学理念也由治愈疾病向预防和提高健康水平的方向做出调整。医学发展方向从“疾病医学”向“健康医学”发展，从“重治疗”向“重预防”发展，从针对“病源的对抗治疗”向“整体综合治疗”发展。积极探索构建具有特色预防保健服务体系的健康医学模式十分必要，这正契合了中医治未病的思想。

《黄帝内经》曰：“圣人不治已病治未病，不治已乱治未乱。”治病重在“早预防、早治疗”，从量变开始阶段就着手矫正，将不良的健康因素消灭在萌芽阶段，防止其蔓延发展，才不致引出质变的不可救药之后果，这充分体现了治未病的重要性。

中医药具有独特的治未病优势。一是具有“天人合一”、自然环境与身心相互感应的整体观，恪守“阴阳平衡”与“形与神俱”、身体内外不调和则必致邪气入侵而生病的“中和观”，还有“阴阳、五行、精气血津液”的思维指导方法，均蕴含着丰富的哲学智慧。二是中医历代医家健康养生理念及实践经验的总结，对提升公共卫生服务能力具有深刻的指导意义。三是具有效法自然的养生途径，坚持药取天然、广泛应用草本植物养生治病，如中药、食疗、药膳、针灸、推拿、刮痧、拔罐、敷贴、艾灸、熏洗、情志疗法、音乐疗法等。四是具有简便易行，融入生活的养生方法：调摄情志、合理饮食、适度运动、起居有常四大方面。五是具有特色鲜明的亚健康诊断体系。望闻问切中医四诊可以在疾病产生之前便捷地获得亚健康状态人群的信息，提高了防病效果。

生命健康是医学发展的根本动力和最终目标。中医药并不是把对疾病的治疗作为医学的最高境界，而是围绕生命全周期全过程，注重未病先防，采取各种方法来固护和保证生命健康。以治未病理念为指导，发挥中医药调治亚健康优势，积极探索构建中医特色预防保健服务体系十分重要，可以发挥中医药独特的治未病优势，保证卫生服务与人民群众不断增长的健康需求相适应，提升公共卫生服务能力。

3. 发挥中医药独特的疗法优势，攻克人类共同的健康难题

西医学是当今世界的主流医学，而中医药学在其发展过程中逐步融入中国哲学思想，构建了阴阳五行、藏象经络、气血津液、辨证论治、性味归经等一套完整的理论体系，实现了独具特色的医学与哲学、自然科学与人文科学的融合和统一，在几千年的医疗实践中形成了疗效确切、覆盖生命全周期的医学科学。

历史上，中华民族屡遭天灾、战乱和瘟疫，却能一次次转危为安，人口不断增加、文明得以传承，中医药在其中功不可没。当前，对于人类健康面临的诸多问题和困境，中医药越来越显示出其独特价值和先进性。比如，一些严重威胁人类健康的重大疑难疾病如癌症、心脑血管疾病、艾滋病等，采用中医药或中西医结合治疗往往能收到较好效果；中医药使用方法简便，不依赖复杂的仪器设备，就能处理许多常见医疗问题，能在基层医疗单位中发挥重要作用；中医将药物疗法和非药物疗法相结合，成本相对低廉，更能有效节约卫生资源。自2020年初新冠肺炎疫情爆发以来，中医药全程参与了疫情的防治工作，有效降低了轻症变重症、重症变危重症的发生率，提高了治愈率。同时，中医诊疗方法和多种中成药、中药方被列入各版本的诊疗方案，各地运用中医药成功治愈患者的喜讯频传。中医药针对新冠肺炎具有独特功效，在抗击疫情的正面战场上发挥着重要作用。可见，在攻克人类健康难题上，中医药发挥着独特的疗法优势，不断为世界医学科学的创新作出新的贡献。

中医药在疾病防治中具有以下特点：一是整体调理，辨证论治。中医药治病的根本是根据病人的临床表现，在整体观指导下，四诊合参，先分析出病“证”，再根据证型遣方用药。证相同，基本治法相同，体现其“共性”；每个病人性别、年龄、体质、精神状态甚至生活、饮食习惯等不同，处方用药也有一定的针对性，体现其“个性”。临床中许多疾病病程长，病情复杂，容易复发甚至恶化，治疗中不仅要注意未病先防，既病防变，还要掌握同病异治、异病同治原则，做到因时、因地、因人“三因制宜”，辨证论治，才能取得显著临床疗效。二是专方专药，证病合参。中医治疗疾病的基本特点是辨证论治，同时也兼顾到辨病。证和病分别从不同角度描述病人机体的异常状态，证反映人体某阶段的主要矛盾，具有动态性，病则概括全过程的病理生理特征，反映基本矛盾。两者结合，既能解决基本矛盾，又能重点突破主要矛盾和矛盾的主要方面。三是中西结合，提高疗效。在坚持中医疗法的同时，结合现代医学的最新进展，衷中参西，相互结合，以产生最好的疗效。中西医结合对难治性疾病能发挥明显的协同作用，可减少西药不良反应，巩固疗效，减少复发。四是药食针浴，多途并举，在疾病的防治中，发挥中医药独特的疗法优势。

总的来说，中医药在疾病治疗中具有自身的特色和优势，随着现代科技、分子生物学等的积极引入，相信中医药在防治疾病方面，尤其是防治疑难杂病方面将起到更大的作用。大幅提升中医药健康服务能力，不断创新技术手段，在攻克人类共同健康难题时使自身供给力更加强大，成为我国乃至世界健康服务业的一支不可忽视的力量，是中医药发挥其独特疗法优势，具有国际竞争力的重要显现。

4. 发挥中医药独特的文化优势，促进人的全面发展和生活幸福

健康是促进人的全面发展的必然要求，是经济社会发展的基础条件，是民族昌盛和国家富强的重要标志，也是广大人民群众的共同追求。中医药学作为我国独具特色的资源，与人民生命健康、生活幸福密切联系，息息相关。习近平总书记不仅仅将中医药看作是医学科学，而是将中医药视为“打开中华文明宝库的钥匙”，是中华民族复兴和进行国际交流合作的重要资源，可以作为与“教育、文化、艺术”并列的中华文化“走出去”的重要载体。

党的十七届六中全会明确指出优秀传统文化凝聚着中华民族自强不息的精神追求和永不过时的精神财富，是发展社会主义先进文化的坚强后盾，是建设中华民族共有精神家园的重要杠杆。民族的血脉是文化，人民的精神家园也是文化。增强国家文化软实力，能推动社会主义文化的发展与繁荣，引领风气，教化百姓，温暖社会，促进人的全面发展和生活幸福。

作为中国优秀传统文化的重要组成部分之一，中医药以其独特的文化优势发挥着重要作用。它是中医药事业发展过程中形成的精神财富和物质形态，是宣传和发扬中华优秀传统文化的重要载体，是中华民族几千年来认识生命、维护健康、防止疾病的思想和方法体系，是中医药服务的内在精神和思想基础。中医药文化沉淀着中华民族追求健康的价值取向，蕴含着独特的生命观、健康观和丰富的方法手段，代表着中华民族独有的健康生活方式和行为习惯，已深深融入人们的生产生活之中。中医药文化是中医药学显著的特色优势，是滋养中医药学发展的文化沃土，对于促进中医药事业传承发展、提升人民群众健康素养、弘扬中华优秀传统文化、培育和践行社会主义核心价值观，发挥着重要作用。

发挥中医药独特的文化优势，加强中医药文化建设具有十分重要的现实意义。第一，发挥中医药独特的文化优势，加强中医药文化建设是顺应时代发展要求，促进中医药事业发展，加快健康服务产业的

重要手段，也是实现中华民族伟大复兴的中国梦的一部分。第二，发挥中医药独特的文化优势，加强中医药文化建设是深化医药卫生体制改革，促进医院发展的重要举措。加强中医药文化建设将发挥传统文化的“文治”功能，提炼医者精神层面的智慧，从而激发中医药核心竞争力，促进中医药事业的健康发展。三是发挥中医药独特的文化优势，加强中医药文化建设是提高医务人员职业素质，促进医患关系和谐的重要方法，是体现中医医院特色，提升医院核心竞争力的重要举措。通过弘扬中医药文化，在医生中推动应用中医药整体思维和辨证论治的精髓和特色诊疗技术，能够不断提高医院的管理水平和服务水平、提高医生的医疗技术，拓展中医药的服务范围。同时，中医药文化的宣传推广还可以增强社会大众对中医的信赖，树立良好的社会形象，构建和谐医患关系。四是发挥中医药独特的文化优势，加强中医药文化建设可以弘扬正能量、促进卫生行业的行风建设。加强中医药文化建设能够在医务工作者中产生感召力，主动提升自身服务水平和职业素养、遵守职业道德规范，净化行业风气，减少或杜绝医疗纠纷的发生。

可见，找准中医药独特文化优势与时代的对接点、与受众的共鸣点，赋予其新的时代内涵和现代表达形式，激活其生命力，转化为人民群众的健康行为和生活方式，在保持中医药文化精髓的基础上，融合现代健康理念，达到适应现代健康生活，满足现代健康需求，增强人民身心健康，促进人的全面发展，提高生活幸福感的最终目的。

第二节

传承中医精髓，深化中医药理论创新

中医是中国的传统医学，和西医并列为现代医学的重要组成部分。与西医相比，中医厚重的文化底蕴和历史积淀需要在传承精华的基础上，才能有所创新、有所突破。

一、深化中医药基础理论研究

纵观中医发展史，在不同历史时期的时代背景下造就了中医学理论百花齐放、百家争鸣的局面。中医学理论在历史的长河中不断创新，逐渐丰富和完善了整个理论体系。

成书于春秋战国时期的《黄帝内经》全面总结了秦汉以前的医学成就，是我国最早的一部医学总集。《黄帝内经》的问世，标志着中医学由单纯经验积累的阶段，发展到系统的理论总结阶段，为中医学的发展提供了理论指导和依据。

东汉末年的张仲景继承了《黄帝内经》等古代医籍的基本理论，结合当时人民同疾病作斗争的丰富经验，以六经论伤寒，以脏腑论杂病，提出了包括理、法、方、药在内的辨证论治原则，使中医学的基础理论与临证实践紧密地结合起来。

中医学发展到宋代，已经有了良好的基础，积累了丰富的经验，为理论的提高和新问题的研究奠定了基本条件。由于长期战乱，人民生活痛苦，疾病十分普遍，社会的迫切需要推动着医学继续向前发展。12世纪出现了两个不同的医学流派，即河间学派与易水学派。此后直到14世纪陆续出现了一些卓有成就的著名医家，而其中影响较大者则为刘完素、张从正、李杲、朱震亨，故后世有“金元四大家”之说，他们的理论主张与临证实践，开创了医学发展的新局面，对国内外均产生了相当大的影响。

以刘完素为代表的河间学派，尤以外感六气所致的火热病证探讨为多，提出“六气皆能化火”的著名论断，对于中医的病机理论的提高贡献深远，并对后世创立温病学说产生很大启迪。易水学派则侧重于脏腑病机的研究，强调脏腑虚实寒热病证的分析。李杲之脾胃论正确地阐述了中土清阳之气在人体生理与病理变化中的重要地位，强调了调理脾胃在治疗上的积极作用，为治疗脏腑虚损病证开拓了新的门径，提出了新的治法，丰富了脏腑病机学说。以朱震亨为学派倡导者的丹溪学派以研究内伤火热病证为中心，深入探讨了阴虚火旺诸般病证的病机，不仅为内伤阴亏病证的治疗提供了理论依据，对温病学说的治疗法也大有启示。丹溪学术虽以养阴为特色，但在临床上擅长于治疗气、血、痰、郁等杂病，故后人有“杂病用丹溪”之说。朱丹溪治杂病又兼采前人学术之精华，提出“攻击宜详审、正气须保护”的观点，使治病方法更趋周匝、完备。张从正的攻邪学说抨击了金代部分医家盲目投补给病人带来的严重危害，为纠正医界的不良时弊起到了积极的作用，其学术经验阐发了攻邪祛病的道理，使《内经》中许多相关论述得以发扬，且在临床上得到了验证。攻邪学说充实和发展了中医辨证论治体系，对后世医界产生了深远影响，明、清许多医家常以攻邪作为治病的重要手段。

继刘完素、朱丹溪之学广为传播之后，明代部分医者用药偏执于苦寒，常致损人脾胃，克伐真阳，形成了苦寒时弊，温补学派则在批判这种不良的治疗风气中日渐崛起。温补学派强调脾胃和肾命阳气对生命的主宰作用，在辨证论治方面，立足于先后天，或侧重脾，或侧重肾，而善用甘温之味，这对纠正时弊起到积极作用，同时在论争、说理的过程中，突出了脾胃和肾命的主题，尤其是后者，使命门理论的研究趋向了深入。

明末清初，瘟疫多次广泛流行，诸医以伤寒之法治疗罔效。明末吴又可著《瘟疫论》，创立“戾气”病因学说，强调了瘟疫与伤寒的不同。清代叶天士著《温热论》，创立了卫气营血辨证，为我国温病学说的发展提供了理论和辨证的基础。清代吴鞠通著《温病条辨》，创立了三焦辨证这一温病辨证纲领。至此，温病的理论体系臻于完善。后有王士雄在前人的基础上辑成《温热经纬》一书，加以评注，阐发温病之说，对暑、湿、火三气之辨证尤有发挥，使温病学说进一步发展成熟。

民国初期，在“西学东渐”的浪潮下西方文明涌入中国，西方医学在我国广泛传播和发展，引起了中医界的普遍重视。中医界一部分受到改良主义思想影响的人，承认西方医学的先进之处，也认识到中西医各有所长，努力探索发展中国医学的道路，试图把中医学术与西医学术加以汇通，从理论到临床都提出了一些汇通中西医的见解，并且不断为后人所继承，逐渐形成了中西汇通的思潮和学派。

由中医学的发展历史可以看出，中医学的发展是随着时代背景的变化不断有所突破，以适应当代社会的需求；同时也是中医学理论伴随时代的脚步而不断完善、历久弥新的过程。

二、发挥中医药原始创新能力

创新是民族振兴的灵魂，是国家发展的不竭动力。当今社会疾病谱的变化、健康观念的转变、医学模式的变化都对中医药的创新发展提出了新的要求。防治慢性非传染性疾病成为医疗卫生服务的主要内容。如何发挥中医药在重大疾病防治中的重要作用，需要中医药大胆突破既有的框架，在理论、文化、临床、方药、思维方式、管理模式、教学方法等方面有所突破。

新中国成立以后，在历任国家领导人以及相关政策的大力支持下，中医学的发展迎来了天时地利人和的大好时机。中医药基础理论的研究也需要适应现代社会的需求和时代发展的步伐。习近平总书记在中国中医科学院成立60周年的贺信中特别强调："当前，中医药振兴发展迎来天时、地利、人和的大好时机，希望广大中医药工作者增强民族自信，勇攀医学高峰，深入发掘中医药宝库中的精华，充分发挥中医药的独特优势，推进中医药现代化，推动中医药走向世界，切实把中医药这一祖先留给我们的宝贵财富继承好、发展好、利用好。"

1. 中医药理论的创新性突破

中医体质学说是传承自《黄帝内经》等古代医籍关于人类体质的认识，借鉴西方医学的体质理论，通过系统梳理历代医学典籍，经过近40年的研究，逐步完成了理论体系的构建。中医体质学理论体系的构建主要包括提出"体质"概念，总结出"体质过程论""身心构成论""环境制约论""禀赋遗传论"四个基本原理，提炼出"体质可分""体病相关""体质可调"三个科学问题。从个体差异的形态结构、生理功能、心理特点、反应状态等四个特征群的研究，形成若干概念体系，并以四个特征群作为划分体质差异的标尺，将人的体质分为九种基本类型。体质辨识研究成果在中医临床、健康管理和治未病、国民养生保健服务、健康保险、健康保健产业等领域得到广泛推广和应用，中医体质学著作和中医体质量表已被翻译为多种语言在海内外推广应用，产生了广泛的学术影响。

在传统中医药两千多年的历史发展长河中，血瘀证与活血化瘀治疗法则一直是备受关注的学术领域。但直到20世纪60年代，对血瘀证和活血化瘀治法科学内涵的阐释一直缺乏客观的描述和科学的界定，血瘀证的辨证诊断也缺乏客观量化标准，在很大程度上限制了中医药学术的发展和交流推广。在陈可冀等老专家的带领下，三代人历经50余年的努力，在继承传统理论的基础上，结合现代科学进展，创新发展了血瘀证和活血化瘀的理论体系，规范了血瘀证的辨证诊断标准，阐释了血瘀证和活血化瘀治法的科学内涵，拓展了活血化瘀治法的临床实际应用，为中医药学的发展提供了一个理论与实践相结合的范例。

2. 中医药临床的创新性突破

二十世纪六七十年代，在极为艰苦的科研条件下，屠呦呦团队与其他机构合作，经过艰苦卓绝的努力并从《肘后备急方》等中医药古典文献中获取灵感，先驱性地发现了青蒿素，开创了疟疾治疗新方法，全球数亿人因这种“中国神药”而受益。目前，以青蒿素为基础的复方药物已经成为疟疾的标准治疗药物，世界卫生组织也将青蒿素和相关药剂列入其基本药品目录。由寄生虫引发的疾病困扰了人类几千年，构成重大的全球性健康问题。屠呦呦发现的青蒿素应用在疟疾治疗中，使疟疾患者的死亡率显著降低。

急性早幼粒细胞白血病（APL）是急性髓细胞性白血病的一种亚型，曾经是最凶险的一种白血病，有严重的出血症状，常常导致患者在几周内死亡，且复发率较高。针对这一难题，上海血液学研究所陈竺和陈赛娟团队创建了砷剂和全反式维甲酸协同靶向治疗的理论体系，并实现了临床转化的重大突破，砷剂与全反式维甲酸联合治疗初发APL患者的5年无病生存率达90%以上，使APL成为第一种可基本治愈的急性髓细胞性白血病。砷剂与全反式维甲酸联通靶向治疗APL的突破性成果在国际上引起巨大反响，被誉为治疗APL的“上海方案”，现已在全球广泛应用，成为转化医学研究的成功典范。砷剂与全反式维甲酸在APL中的成功应用及其作用机制的阐明，成为充分发挥中医药原始创新能力的新模式。

中风病是危害人类健康的重大慢性疾病之一，更是导致全球人口死亡的三大疾病之一。中国脑血管病发病率和死亡率呈持续升高趋势，已跃升为致死疾病的第一位。石学敏系统梳理历代医学典籍，结合现代医学理论知识，继承创新，深化对“脑”和“神”的理论认识，构建中医脑科学理论。以脑腑立论，创立“醒脑开窍”针刺法，制定了严谨的组穴处方，明确了手法量学标准，形成了以针灸、中药为特色，融急救、现代康复、心理、教育为一体的中风病治疗规范，形成以醒脑、调神为核心的学术思想。

中医药在理论与临床的重大创新成果还有很多，这充分反映了中医药在新时代背景下与时俱进、历久弥新，为维护全人类的身心健康发挥着不可磨灭的重大作用。中医药不仅仅是中华民族智慧的结晶，同时也是人类文明史上一颗璀璨的明珠。

第三节

聚焦“3W”法则，促进中医药技术创新

技术创新，是指企业应用创新的知识和新技术、新工艺，采用新的生产方式和经营管理模式，提高产品质量，开发生产新的产品，提供新的服务，占据市场并实现市场价值。习近平总书记强调：“要遵循中医药发展规律，传承精华，守正创新，加快推进中医药现代化、产业化，坚持中西医并重，推动中医药和西医药相互补充，协调发展，推动中医药事业和产业高质量发展，推动中医药走向世界。”而中医药技术创新正是传承精华、守正创新的重要一环，是提高中医药产业核心竞争力的重要抓手，是推动中医药现代化、产业化、国际化的重要路径。

要实现中医药技术创新，可以以“3W”法则为切入点，即“WHY”：为什么要对中医药进行技术创新，“WHAT”：中医药技术创新的内容是什么，“HOW”：如何实现中医药技术创新。

一、WHY：中医药技术创新的原因

1.“健康中国”的时代背景所决定

文化需要在历史和社会的土壤中孕育生发。中医药文化作为中华传统文化的代表，应以满足人民日益增长的健康需求为导向，积极响应时代的号召。当前，我国经济发展进入“新常态”，国家明确提出

实施创新驱动发展战略，促进经济结构转型升级。中医药产业具有绿色环保、知识密集、资本吸引力强、附加值高等特点，在国内经济结构转型升级的大背景下，中医药产业成为一个重要的增长点。因此，顺势而为、应势而动、乘势而上，结合新时代“健康中国”“传承精华、守正创新”的社会主旋律继承发展中医药文化产业，推进中医药技术创新，使中医药文化不断推陈出新，焕发时代的魅力是时代发展的题中之义。

2. 科技创新的性质所决定

“科学技术是生产力”是马克思主义的基本原理。1978年，邓小平提出“科学技术是第一生产力”；2018年，习近平指出“科学技术是第一生产力，创新是引领发展的第一动力”。当今科学技术的迅猛发展尤其是生命科学领域的突破，为中医药的发展提供了重要技术支持和驱动力。可以认为，技术创新是改善中医药产业发展格局、增强核心竞争力的有效手段，以满足人民群众全方位、全生命周期健康服务需求为核心，促进中医药健康服务领域科技创新，通过科技创新丰富中医药健康服务产品种类，拓宽服务领域，有利于提升中医药健康服务能力与水平。

3. 中医药特色所决定

我国中医药文化底蕴深厚稳固，学科形成千锤百炼，继承方式保真务实，因此世界五大传统医学体系（古希腊罗马医学、印度医学、古埃及医学、阿拉伯医学和中医学）从未断层且拥有完整理论体系，至今仍为人类健康发挥主要作用的只有中医药学。而在掌握和传承中医药文化精髓的基础上“守正”，找准自身的定位，找到和时代相结合的融合点以及群众的共鸣点，吸纳科技力量，从而有针对性地结合实际情况不断“创新”，有助于更好地振奋中医药文化自信，提升国家文化“软实力”。

4. 我国中医药产业发展现状所决定

当前，中医药产业仍是带有显著中华民族特色的传统产业之一，在国家中医药主管部门制定的相关政策引导下日益发展，目前已经具备基础的产业体系及规模，在社会发展及国民经济中扮演着越来越重要的角色。在过去的10年中，我国中医药产业每年增加值幅度基本都保持在20%左右，但尚未构建集成式发展格局、缺乏充足的技术创新空间、产业结构矛盾较为明显等因素致使我国中医药产业技术创新发展受阻，拥有核心知识产权的中医药产品和技术则是凤毛麟角。因此，要想中医药产业在经济社会发展大局中有所作为，中医药自身实现永续发展，有针对性地推进中医药技术创新是必行之举。

二、WHAT：中医药技术创新的主要内容

中医药学的发展之所以源远流长，可以认为是因为历代先贤前仆后继书写了一部跌宕起伏、传承至今的创新史，中医药自身的技术创新即为中医药自身知识积累的一部分，主要包括但不限于以下三个方面。

1. 疾病诊疗方面的技术创新

我国历代医家都在或主动或被动地继承前人的基础上结合所处时代的先进科技成果，从而丰富自己对疾病的认知，并在这一过程中，不断对诊断、治疗（特别是中医外治的器具）、中药剂型、少数民族医药的特殊诊疗器具的制造方法等进行改进，从而形成了中医药的新思想、新学说、新技术、新方药等。即在续古器的基础上创新器从而利医术。

2. 文献整理和积累方面的技术创新

中医药学是在实践中不断发展的经验医学，其发展过程始终伴随着中医药文献不断积累、整理、总结和提炼的过程。从古代师徒传承立说为主，辅之对古籍影印与校注，到类书丛书的汇编和通检，再到利用现代信息技术整合中医古籍和方志文献资源，系统整理中国古代著名医家的学术思想和临床经验，挖掘少数民族医药和流散海外的中

医古籍中具有原创价值的中医药方法和技术，中医临床经验的整理工作和文献数据的分析工作有了前所未有的突破。

3. 中药制剂和加工方面的技术创新

在中药制剂方面，从商朝以前的单味药汤剂，逐渐过渡到根据临床的需要，运用自然界的物质性味组合，来纠正人体功能的失衡，形成个性化的“药方”，再到当前盛行的具有一定普适性的技术创新产品中成药制剂，都是符合所处时代社会生产力需要的技术创新。从中药的加工和炮制技术来看，随着社会的变革与科学技术的进步，原有的中药加工炮制技术无论是在有效性还是在成本性方面，都存在着一定的不足。因此，中药界有必要在保持原有技术目的和作用的前提下，将现代科学技术进行充分的运用，对中药饮片的加工和炮制技术、鉴别方法和生产工艺以及中药的煎煮技术等进行改良和创新，使其更加符合现代社会要求。

除以上中医药自身的技术创新外，还有学者认为利用中医药知识进行的技术再创新也属于中医药技术创新的范畴，即在充分解读中医药知识的指引和导向作用之后，通过现代科学知识对其实质性内容进行重新表达，形成更加符合市场需求的产品。例如屠呦呦提取的青蒿素、与中医体质学说结合密切的红外热成像仪、与中医五轮学说息息相关的眼象仪等等。

三、HOW：中医药技术创新的主要方式

要实现中医药技术创新，一方面，要立足产业，提高中医药产业质量和技术水平，对中医药产业的技术创新进行全方位部署、战略性把握，切实推进、推动中医药产业技术创新；另一方面，要重视和加强话语体系建设，创新中医药文化话语表达和传播路径，构建一套现代化、国际化的话语体系和适应新媒体的表达方法，尽快形成完善的中医药话语传播体系，讲好中医药故事，使民众更加信任中医药，使

中医药文化真正适合社会发展的需要和现代人们的需要，促其实现创造性转化和创新性发展。

1.推动中医药产业技术创新

从技术创新的定义可以看出，技术创新是一种以技术为主体和导向的活动，是一个从技术设想到市场实现的过程。其中，最关键的是研究与开发成果的商业化。中医药产业涵盖中药农业、中药工业、中药商业以及以中医药为依托的健康产品（保健品、食品、化妆品等），还包括以中医药为手段提供的健康服务业和中医药知识文化产业及相关产品。努力推动中医药产业技术创新，有益于满足人类日益增长的医疗保健需求和我国全面建成小康社会以及经济转型发展需要，是时代赋予我们的历史责任和中医药发展的必然选择。

（1）中医药产业的发展现状及存在问题

中医药产业化，就是要在适应市场经济的基本要求、符合中医药发展规律的基础上，使其能够向社会提供增进民众健康和治疗疾病的产品和服务，拓展和深化中医服务市场。一方面，自改革开放以来，我国以中药产业为代表的中医药产业发展取得了令人瞩目的成绩。中药工业运用现代科学技术，不仅实现了从手工作坊式生产到现代化工业生产的大变革，而且从生产手段、方式、环境、管理到成品包装、剂型等都发生了显著变化。进入21世纪后，中药产业现代化水平不仅实现了提升，而且反哺了中药材种植业并带动了中药农业的现代化发展。当前，我国中药产业经济规模持续扩大，其总产值已超过我国医药工业总产值的1/4，产品销售值、企业数和从业人员等均出现不同程度增长，行业总体呈现持续良好的发展态势，已成为我国医药行业的新经济增长点和地方经济的主要支柱型产业。另一方面，在各地方政府的政策支持和引导下，除中药产业外的中医药产业也呈现多元化发展的趋势。如依托地方资源优势大力发展中医药旅游业，以健康服务为中心建立中医理疗康复中心和中医药预防保健服务机构，以宣传中医药文化为特色的健康生命科学产业园等等。

与此同时，中医药产业的发展也存在着一些亟待解决的问题和挑战。①中医药产业发展不均衡。当前中医药产业仍以中药产业为主，而中医产业所占份额较小，至今未构建起集成式发展格局，相关企业不仅无法发挥技术创新主体作用，而且各企业之间的矛盾突出，经营环境有待提升。②我国作为中医药发源地、中药资源大国，在对外贸易中一直以原材料、提取物和半成品为主，中医药产业在国际市场的竞争乏力。③我国中医药产业化和科技开发水平还比较落后，资源没有得到优化配置。④中医药养生保健服务市场潜力日益增大，发展瓶颈亟待突破。

（2）中医药产业技术创新的路径

针对中医药产业当前存在的问题，在“守正”中医药优势特色的基础上，应当充分利用现代科学技术包括信息网络技术，通过技术创新提高中医药产业技术水平和医疗、保健服务能力，提高我国的医疗保健和重大疾病防治水平，不断满足广大民众的健康生活需求。

第一，构建中医药产业技术创新集群式发展格局。

所谓集群式技术创新，可以理解为以集群的组织方式、运用集群组织优势进行技术创新。构建中医药产业集群式发展，不仅可以创造出新知识和新技术，还能够通过教育和培训等形式，加快中医药产业集群内部知识、信息和技术的扩散，并以此为中医药产业集群快速实现技术创新提供智力支持。同时，中医药产业集群内部企业之间因频繁的交往和合作以及资源的共享，使渐进性的技术创新持续产生，从而也避免了技术创新的风险。现代中医药产业集群技术开发的主体是中医药企业，国际化所需的环境主要由政府来营造，而载体则是产业化基地，中医药产业的高科技园区是主要的载体形式。因此，必须大力兴办中医药产业高科技园区，使其成为技术创新的“孵化器”。此外，还应积极发挥政府的服务引导作用，促进企业与市场的高度融合，同时加速中医药产业链的整合，加快产业结构调整升级及品牌建设。

第二，持续推进中药产业技术创新。

技术创新不同于单纯的技术发明，技术创新的根本指向是创造经济效益。中药产业长期走在中医药产业中技术创新的前沿，已经成为我国医药行业的新经济增长点和地方经济的主要支柱型产业。因此，持续推进中药产业技术创新，以建立现代中药产业链、保障中医药疗效为目标，不断提高中药产业和产品创新能力，加快构建中药农业技术体系，加强中药工业关键技术的创新研究，同时开展以中药为基础的相关产品的研发技术升级，构建体现中药特点的研发技术创新平台，同时建立专门的中药材生产质量规范、新药临床试验质量规范等相关的标准化规范，从而为市场提供疗效确切、品质优良、安全方便、质量可控的中药产品、控制、工艺、生产装备研制等专业技术平台，提高中药创新能力和研究水平。

第三，优化资源配置，推进中医药产业管理和技术创新。

一方面，要优化有利于中医药产业发展的指导、监督、管理机构的管理职能，并健全上下完善的管理体系，由其从产业发展的角度，按照产业链管理办法，由点到面进行统筹管理，促进中医药产业的全面发展，并且要在管理中医药产业的投资、基金、政策等环节有相应的专业人才。另一方面，加大对中医药发展投入，建立健全中医药创新发展平台，建立和支持一批国家级中医药产业的科研平台、示范基地和综合实验区，并对积极探索实践中医药产业发展的地方政府及企业进行实地考察，了解他们的需求和发展的困扰，帮助他们解决相关问题，扶持他们进一步探索与实践，以促进适应中医药现代化和国际化发展需求的创新体系的建立，提高科技支撑能力。

第四，着力推动中医药养生保健服务产品技术创新。

中医药养生保健服务业发展潜力巨大，但当前业内低水平重复现象从生，研发创新严重不足，成为制约其市场发展的桎梏。应当着力推动中医药养生保健服务产品技术创新，开展他助与自助中医药养生保健服务干预技术方法的研究。筛选、评价一批治未病服务关键技术，并开展其适用范围、方案优化和技术规范等系统研究；收集整理和研究名老中医和长寿人群的养生经验，开展针对不同健康状态、不同人群、不同季节、不同地域的自助式中医养生方法。同时开展医药养生保健服务产品研发与技术转化平台建设，优化集成一批效果明确、经济实用的产品和应用技术建立产品转化平台，并开展中医药养生保健服务大数据分析与评价平台建设。

2.“两创”背景下的中医药文化传播的路径探索

2019年10月26日，中共中央、国务院印发《关于促进中医药传承创新发展的意见》（简称《意见》）。这是新中国成立以来我国第一次以中共中央和国务院的名义发布的关于中医药发展的意见，具有里程碑意义。《意见》指出，要促进中医药传承与开放创新发展，实施中医药文化传播行动，把中医药文化贯穿国民教育始终，使中医药成为群众促进健康的文化自觉。在当前国家各项政策与战略引领下，随着我国经济社会的高速发展、医疗保健的全球化发展，中医药文化传播的创造性转化、创新性发展工作正迎来重大的历史机遇。着力推进中医药文化传播，让中医药的医术更广泛地造福人类健康，已成为新时期促进中医药事业发展的一项重要而紧迫的任务。

（1）“两创”的时代背景及对中医药文化传播的影响

在2016年全国卫生与健康大会上，习近平总书记提出：“要着力推动中医药振兴发展，坚持中西医并重，推动中医药和西医药相互补充、协调发展，努力实现中医药健康养生文化的创造性转化、创新性发展。”基于中医药在哲学和理论层面与中华文化的同构性和保障生命健康的实用性，发挥中医药的多元价值，用适应全球化语境，适应受众知识结构、认知方式的模式来传播中医药文化，提高中医药的认知度，加强中医药文化认同，探索中医药文化传播的有效路径，对于中医药人责任在肩，刻不容缓。

（2）中医药文化传播的现状及存在问题

五四运动以来，我国中医药发展事业一度陷入低迷。新中国成立以后，在政府的主导下，中医又重新发展起来，国家相继出台了一系列指导中医事业发展的方针和政策，中医医疗、教育、科研、学术团体均取得了巨大进步。与之相应，中医药文化传播也取得了突破，然而其总体发展形势却不容乐观。由于中医药的断层发展和现代语境的巨大变革，使中医药文化传播受到了重重阻碍，其主要存在的问题有以下三点。

一是缺乏中医药文化传播的正确定位。

由于缺乏对中医药文化传播的准确定位，导致许多传播载体和传播路径偏离了中医药文化传播的初衷。例如国内某些电视节目和平面媒体推出系列中医养生节目/栏目，缺乏清晰的定位，中医药健康养生文化传播未成体系，给大众传媒的公共性及其社会功能带来了负面影响；海外孔子学院在未充分调研网点布局与任务设置的情况下，由政府大手笔出资进行中医药文化国际传播，海外的中医药体验活动虽声势浩大但仅为走过场式宣传，缺乏延续性和持久性。因此，中医药文化传播必须拥有清晰的定位，分清轻重缓急，抓住重点和核心，才能充分挖掘和把握中医药文化的核心，达到中医药文化传播的根本目的，才能强有力地推动中医药事业的发展。

二是欠缺行之有效的传播中医药文化的途径。

目前，我国中医药文化传播架构主要表现为政府主导下的传播，以大众传媒为主，传播介质呈现单向性和封闭性，不能与学校、社会组织和大众实现交互式发展，严重阻碍了中医药文化的传播。从中医药文化传播的研究层面来看，相关研究得到了一定发展，但主要集中于讨论宏观政策和战略，如政府支持、资金投入和人才培养等，鲜有从传播的理论依据、机制、主体、客体等细致而专业的角度去研究探讨，缺乏专业主导性。因相应的传承与传播机制不完善，既阻碍了社会对中医药文化价值的认同，也会让中医药文化传承与传播的效果大打折扣。另外，随着“互联网+”时代的到来，文化传播的途径更加多样化，加之中医药文化自身的复杂性，也对中医药文化传播提出了更高的要求。

三是新媒体时代下的中医药文化传播良莠不齐。

随着大众对养生保健知识的渴望，新媒体的出现和快速发展，中医药文化内容的多样性和复杂性对于其传播提出了更高的要求。“互联网+”时代的到来对于中医药文化传播既是机遇，更是挑战。在市场经济氛围里，为了追求经济利益的最大化，媒体对关注度的追逐往往胜过了对中医药信息的把关筛选，甚至资质考量。一些中医药伪专家、伪理论通过电视节目、平面媒体、网络、微博、公众号等新媒体快速传播，公众往往因不具备中医药学基本知识和概念而轻信，很大程度上损害了中医药的形象。博大精深的中医药文化在当前的信息时代应该如何适应新媒体，与前景广阔的现代科技手段结合，在受众感知层面促进交流互动，并建立安全与防范监督体系，值得中医药学界反思。

（3）中医药文化传播的路径对策

随着我国经济和社会的高速发展，社会语境也发生了巨大改变。在大众媒介环境下，媒介语言、媒介受众、接受方式和接受内容已经发生根本性变化，有机的、一维的、向中心的话语转向了无机的、多元的、离心式的话语。所谓现代社会，无非就是一个多中介的间接交换社会。社会的多元化分化必然导致差异，而差异又必然导致矛盾与互动，这就要求文化传播者必须改变传播策略、传播方式与传播技巧，才能跟上时代的步伐，取得全球化的宣传效果。

一要做好中医药文化传播的顶层设计。

从以中药材种植为核心的农业、以重要产业为核心的工业到以医疗养生保健为核心的服务业，中医药具有“全产业链”的优势，全链条上任何一个环节叠加在所在的领域都有可能激活原有格局，催生产业新型业态，产生增量乘数效应，在一定程度上有激活国家经济全盘、推动转型升级的作用，有“四两拨千斤”牵引全局的功效。因此，必须把中医药文化传播作为一个系统工程来运作，推动其融入国家外交、卫生、科技、文化、贸易等发展战略中。运用“中医+”思维，发挥多学科的专业特长和多领域的创新合作，设立重大研究专项，分析关键问题，明确主攻方向，就中医药医疗服务、贸易、教育、立法、科研、文化传播（出版、大众传播）各方面，创造性地制定发展路线图，有战略、有计划、有步骤地逐步推进中医药文化传播。

二要寻找行之有效的中医药文化传播途径。

《关于促进中医药传承创新发展的意见》指出：“把中医药文化贯穿国民教育始终，中小学进一步丰富中医药文化教育，使中医药成为群众促进健康的文化自觉。”这句话充分表明了中医药文化传播要实现大众化发展，推动中医药文化进校园，进课堂，进教材，从小学、中学开始培养孩子们的中国情怀和文化自信，也是振兴发展中医药事业的基础工程和长远之策。在人才队伍建设方面，要建设中医药文化传播的复合型人才队伍。中医药文化传播需要具备中医药学、文化学、传播学、信息科学、语言学等跨学科知识的人才，才能丰富中医药文化传播相关研究，使其日趋丰富、多样和专业，从而增强中医药文化传播的专业主导性。另外，随着网络时代的到来，充分而有效地利用互联网这一强大工具来创新中医药文化传播方式，例如微信、微博、移动App、网游和短视频等，既符合大众认知方式，受众面广，又有助于构建传承中医药文化基因、彰显中医药文化生命力的文化生态，让更多的人了解中医药文化并参与到中医药文化的建设与传播中来。

三要以中医药文化传播精品佳作塑造特色品牌。

在产品上，要打造中医药文化全媒体传播精品佳作；要开展中医药文化资源的普查，发掘中医药文化资源，建设中医药文化素材库和信息资源库。在此基础上分类分批打造中医药文化精品，既要打造图书精品，又要打造新媒体精品。大力发展中医药文化创意产业，促进中医药数字文化产品的创作，着力发展数字出版、移动多媒体、动漫等新兴文化产业，引导开发一批能传世、有影响的中医药文化音频和视频节目、电视剧、电影、专题片、动漫作品及其他适合新媒体传播的中医药文化精品佳作。在中医药文化国际传播方面，利用孔子学院、海外中医药中心等平台，以中医药文化精品佳作向国外民众介绍中医药知识和中医药文化的同时，完善教学和传播模式，以医疗开道，以文化先行，向世界展示中华民族的认知方式、价值取向和审美情趣，推动中西医学文化的交流与融合，增强中医药文化的国际竞争力和吸引力，提升国家软实力。

中医药文化传播无法超越新时代的社会语境，面对复杂多变的社会语境，中医药文化传播应积极应对时代的变迁，进行一定程度的中医药文化大众化生成，中医药知识文本现代再造和中医核心价值重组，创作科学准确、通俗易懂、贴近生活的中医药文化科普创意产品和文化精品。中医药文化传播是一个由公众、产业界、学校和政府等不同利益主体多方位参与的重构过程，多方合作适应新形势、迎接新挑战和新机遇，共同促进我国中医药学事业的发展，为人类健康作出更多的贡献。

第四节

提升服务能力，实现中医药管理创新

习近平总书记关于“守正创新”的重要论述回答了中医药发展的方向和道路问题。中医药事业需要通过科学有效的创新管理，实现中医药的传承和创新发展。中医药创新管理是对中医药创新活动的管理，即管理者坚持以人为本、为人类健康服务的根本宗旨，按照“自主创新，重点跨越，支撑发展，引领未来”的新时期科技工作方针，依据中医药知识、技术的特征，遵循中医药事业发展的规律，对中医药创新活动进行筹划、激励、实施和控制，以更好地促进中医药继承和创新过程的一系列系统的动态管理活动。

如何将这一理念融入中医药管理工作？那就需要创新中医药管理思路，要求我们要解放思想、与时俱进，保持对新事物、新技术、新业态的好奇心，在守住根本的基础上，找准与中医药的结合点，制定和完善政策，增强中医药在卫生健康事业中的作用，加快推进中医药现代化、产业化发展，全力推动中医药事业高质量发展。因此，我国近年来相继出台有关政策和文件，明确提出要推进中医药融入公共卫生服务体系，要积极探索现代中医医院管理模式，加快推进中医院现代化。

一、推进中医药融入公共卫生服务体系

国家基本公共卫生服务是针对当前城乡居民主要的健康问题，以儿童、孕产妇、老年人、慢性病患者为重点人群，面向全体居民免费提供最基本的公共卫生服务，促进基本公共卫生服务逐步均等化，也是深化医药卫生体制改革的重要工作。《“健康中国2030”规划纲要》明确指出：优化健康服务，强化覆盖全民的公共卫生服务。可见，国家基本公共卫生服务的实施是实现“健康中国2030”目标的重要支撑。坚持中医药治未病理念，遵守整体观念、辨证论治的治疗原则，灵活运用中医药技术手段对疾病进行预防控制是中医药在基本公共卫生服务中的主要工作。

1. 中医药在公共卫生服务发展中的政策支持

自我国2009年启动基本公共卫生服务以来，国务院及各相关部委出台了一系列政策来保障中医药在基本公共卫生服务中的应用。《国务院关于扶持和促进中医药事业发展的若干意见》中首次提出将中医药纳入公共卫生服务项目，标志着中医药在公共卫生服务领域的发展有了政策的支持，为将中医药进一步纳入基本公共卫生服务项目提供了保障。2011年国家中医药管理局出台了《关于开展基本公共卫生服务中医药服务项目试点工作的通知》，进一步促进了中医药在基本公共卫生服务中的应用。

2013年国家加大对中医药基本公共卫生服务的重视，卫计委印发了《关于做好2013年国家基本公共卫生服务项目工作的通知》，首次将中医药健康管理作为独立项目提出，规定从2013年起开展老年人中医体质辨识和儿童中医调养服务，这是中医药在基本公共卫生服务中的又一新进展。在《国家基本公共卫生服务规范》（2017年版）中，中医药健康管理服务要求：服务对象是两个重点人群，一是辖区内65岁及以上常住居民，服务内容为每年为65岁及以上老年人提供至少1次中医药健康管理服务。而65岁以上老年人患有高血压、糖尿病等慢性

病的比例很高，故对老年人的中医药健康管理服务，主要是对各种慢性病的防治工作。二是对辖区内居住的0～36个月龄儿童，向家长提供儿童中医饮食调养、起居活动指导，主要给家长传授摩腹和捏脊方法，传授按揉迎香穴、足三里穴、四神聪穴的方法。国家政策的制定为中医药在基本公共卫生服务中的应用提供了保障与支持。

2. 中医药在公共卫生服务中的发展现状

（1）治未病健康工程逐步发展

中医治未病的特色理念与基本公共卫生服务的目标不谋而合。中医治未病机构的建立、治未病健康工程的发展，代表了我国中医药的发展方向，也符合我国基本公共卫生服务的要求，为中医药服务纳入国家基本公共卫生服务项目提供了根本性支持。

2008年，我国正式启动国家治未病健康工程，先后确定四批共173所中医药治未病预防保健服务试点单位。使中医药预防保健作用得到进一步重视。2013年，国家中医药管理局决定开展中医治未病服务能力建设项目，截至2014年，我国共确定82家单位为中医治未病服务能力建设扶优项目医院，确定104家单位为中医治未病服务能力建设新增项目医院。治未病健康工程在全国逐步开展，中医药预防保健进一步落实，为中医药在基本公共卫生服务中的发展提供了可靠保障。

现代治未病有三个切入点：第一，为养生；第二，体质是根本；第三，重视疾病高危人群、发病先兆、亚健康状态。中医治未病通过增强体质、养生调摄为主要手段，体现中医药简、便、廉、验、效的特点，通过食养、药物、针灸、推拿、气功等综合方法，最大限度地满足人民群众对健康保健的需求。

（2）基层中医医疗机构比重逐渐加大

基本公共卫生服务主要由疾病预防控制中心、城市社区卫生服务中心（站）、乡镇卫生院等城乡基本医疗机构免费向全体居民提供，社区卫生服务中心（站）承担了基本公共卫生服务的最主要任务。因此，基层中医医疗机构的数量、占该年全部基层医疗机构的比例和机构中中医类别执业（助理）医师所占比重三个指标从一定程度上反映了中医药在我国基层卫生服务中的利用率。表1是2014—2018年提供中医服务的基层医疗机构数的整体状况，表2是2014—2018年提供中医服务的基层医疗机构数占该年全部基层医疗机构数的比例，表3反映了2014—2018年提供中医服务的基层医疗机构中拥有中医类别职业（助理）医师的机构所占比例。

表1　2014—2018年提供中医服务的基层医疗机构数

年份	社区卫生服务中心	社区卫生服务站	乡镇卫生院
2014	5659	9365	35667
2015	5899	9552	33070
2016	6082	9806	35456
2017	6387	10289	35509
2018	6640	10880	35350

注：数据来源于2019年中国卫生健康统计年鉴

表2　2014—2018年提供中医服务的基层医疗机构数占该年全部基层医疗机构数的比例

年份	社区卫生服务中心	社区卫生服务站	乡镇卫生院
2014	65.30	36.76	96.65
2015	66.99	37.44	89.82
2016	68.20	38.59	96.36
2017	69.83	40.34	97.15
2018	71.00	42.43	96.95

注：数据来源于2019年中国卫生健康统计年鉴

表3　2014—2018年提供中医服务的基层医疗机构中拥有中医类别执业（助理）医师的机构所占比例

年份	社区卫生服务中心	社区卫生服务站	乡镇卫生院
2014	83.2	53.0	64.9
2015	96.9	81.0	93.0
2016	97.5	83.3	94.3
2017	98.2	85.5	96.0
2018	98.5	87.2	97.0

注：数据来源于2019年中国卫生健康统计年鉴

2014—2018年，我国能够提供中医服务的社区卫生服务中心和社区卫生服务站的数量逐年增加，占该年全部基层医疗机构数的比例也不断上升。乡镇卫生院的数量稍有减少，但提供中医服务的基层医疗机构占全部基层医疗机构的比例在上升，近几年一直维持在96%左右。农村城镇化的不断发展，乡镇合并，使得卫生院数量在一定程度上减少，但中医服务在基层所占比例却并未减少，能够提供中医服务的基层医疗机构和拥有中医类别职业（助理）医师的基层医疗机构所占比例都呈上升趋势。

随着中医药服务的比重不断加大，中医预防保健开始得到重视，但自2009年开展基本公共卫生服务以来，只有针对老年人体质辨识和儿童中医调养的中医药纳入了健康管理服务项目，还有很多治未病项目，如针对成人的穴位按摩、针刺刮痧等简便疗法并没有纳入国家基本公共卫生服务项目中。

3. 中医药融入公共卫生服务存在的问题

（1）中医药人员相对缺乏

我国中医药卫生服务体系中的优秀人才大多集中在三甲医院且数量有限，而基本公共卫生服务的提供重点却在基层医疗机构和健康服务中心。基层医疗机构的中医药人员很多是聘用或返聘的退休专家，青年骨干人员不足，没有形成良好的人才梯队。

（2）财政投入相对不足

各级地方政府对中医药事业的经费投入总体不足，对中医院基础设施和人才队伍的建设投入有限，有待增量上档。部分基层医疗机构投入相对不足。医疗保险制度中的承保范围、自付比例以及起付线等都会影响消费者对医疗服务的需求和医疗健康机构对医疗服务的供给。如果消费者对医疗服务的自付比例较低，则其对医疗服务的需求就高；如果医疗保险供给方对医疗健康机构的补偿比例高，则其对医疗服务的供给就大。所以，要完善中医药基本公共卫生服务体系，就离不开消费者需求中医药服务的推动作用和医疗健康机构供给中医药服务的拉动作用。因此，有必要深化医保体制改革，强化政府财政责任。

（3）中医药成本缺乏科学衡量办法

卫生经济学的研究注重成本效益、成本效应的测算，而实际上，我国在卫生服务的定价中普遍存在“重设备轻人力”的现象，且人力成本只能用人员工资、奖金、各种津贴以及社会保障金等来体现，中医药的技术劳务价值并没有合理的计量标准。中医药技术成本衡量困难，涉及中医药预防保健服务成本的研究并不多。而基本公共卫生服务项目是由国家免费提供的，需要根据居民的健康需求、实施健康干预措施的可行性及其效果等，选择和确定优先的项目。在纳入之前必须对所要纳入的项目进行合理的效果评价，然而中医药成本因无法像西医的机器设备一样简单的测算，涉及的人力技术价值更是测算困难，导致中医药项目难以纳入基本公共卫生服务，也就阻碍了中医药技术的推广。

（4）基层服务内涵不够丰富

中医药服务在基本公共卫生服务体系中维护居民健康的优势和特长尚未充分发挥，居民应用中医药知识与方法维护健康的意识尚且薄弱。县、区级中医医院龙头带动作用不强，重点专科和优势病种不够突出。部分基层医疗机构中医适宜技术仅限于常见传统技法，新技术拓展不够，非药物疗法推广应用相对偏少，服务能力和内涵建设需进一步加强。

（5）各地发展水平不平衡

在资源分布上，东中部地区医疗机构分布丰富且质量高，西部地区稀少且质量偏低；城区卫生资源过多，农村卫生资源少。医疗资源的“倒三角”分布，导致各地区发展水平不平衡，制约了医疗卫生资源的有效利用。

4. 推进中医药融入公共卫生服务体系的策略

当前，全国医疗卫生体制改革已进入攻坚阶段，形势逼迫中医药服务必须与基本公共卫生服务融为一体，调动国家、机构和社会各方面的积极性，利用社会资源，建立健全卫生管理体制，促进中医药服务融入基本公共卫生服务事业的发展，是各级卫生行政和医疗部门积极推进的首要工作。

（1）建强基层中医药人才队伍

中医药健康服务人才是中医药基本公共卫生服务体系建设的关键，可从如下几方面着手进行中医药人才队伍的建设：一是实施中医药健康服务人才培训战略，采取政府资助、个人自愿、定向选择的模式，在高等医科院校和省级中医院建设中医药人才培训基地，每年有计划地为各地培训中医药人员。二是各级政府和各相关部门采取物质的、精神的和心理的等多种激励措施，鼓励中医药相关专业的毕业生到基层就业或创业。三是建立引导人才流向基层的倾斜政策，推进县域内卫生人才县管乡用、乡管村用；每年选拔一批乡镇卫生院优秀骨干医师进行重点培养；采取以奖代补形式，每年扶持一批乡镇卫生院特色科室建设。四是加强基层中医药人才引进和培养，鼓励医务人员以参加中医技术骨干培训班、中医在职学历教育、师承教育、西医学中医等形式，培养骨干力量，不断提高中医药人员学历层次和综合素质，进一步优化中医药专业人才队伍结构，为中医药公共服务提供人才基础。

（2）深化医保体制改革，强化政府财政责任

①增加基层就医和中医药服务报销比例和补偿比例

如果增加消费者基层就医的报销比例和中医药服务的报销比例，则会提高消费者对基层中医药服务的需求；如果政府增加对基层医疗机构和中医药服务供给的补偿比例，则基层医疗机构和中医药服务的供给就会有扩张和发展的动力。需求的推动和供给的拉动这两种内生动力将使得中医药基本公共卫生服务体系走上良性运转的轨道。此外，各级政府，尤其是基层政府应该设立中医药事业专项经费，辅助这种内生动力的生发。

②扩大基本药物目录中的中医药品种和数量

基本药物是适应我国基本医疗卫生需求、剂型适宜、价格合理、能够保障供应、公众可公平获得的药品。国家将基本药物全部纳入基本医疗保障药品目录，报销比例明显高于非基本药物，适当降低个人自付比例，采取经济手段引导广大群众优先使用基本药物。如果扩大基本药物目录中的中医药品种和数量，势必会增大消费者对中医药服务的需求，进而增大对健全中医药基本公共卫生服务体系的推动作用。

③将中医药保健服务纳入医保范围

目前中医药保健服务很大比例存在于非公立医疗机构，如果将中医药保健服务纳入医保范围，同时将提供中医药保健服务的非医疗机构纳入基本公共卫生服务体系，则可以最大程度整合、利用社会各方资源，提供更多更好的中医药服务。

（3）改进中医药成本测算方法

中医药项目未被纳入基本公共卫生服务项目还与中医药成本难以测算有关。尤其是人力技术的价值很难通过卫生经济学的方法测算。例如，当前医疗服务项目测算中常用的微成本法（Micro-Costing Approach），是通过明确各项服务的流程，收集各项服务每个流程中消耗的资源类别数量，自下而上地测算消耗的资源，难以适应对中医

学服务的测算。因此，在对中医药服务项目进行测算时，可在通用方法的基础上结合中医药服务中的各种不确定性因素，找出一种既符合中医药特色，能体现人力技术价值，又具有卫生经济评价意义的成本核算方法。

（4）提升基层中医药服务能力

在本地区卫生服务总体规划下，各级医疗机构争取更大程度满足辖区内居民不同层次的卫生服务需求。一是重点围绕预防、保健、医疗、护理、康复、健康教育等方面充实内容，开展中医药综合服务；二是落实中医药健康管理服务项目，在建立居民健康档案的过程中根据居民不同体质开展中医药健康指导。将中医药健康服务融入家庭医生签约服务，在家庭医生团队配置能提供中医药服务的医生，将中医及康复治疗纳入家庭医生签约服务包，对居民的健康实施全方位管理；三是以65岁以上老年人、高血压患者、糖尿病患者等人群为重点，走出去、深入街道，深入家庭，开展中医药健康管理系列保健服务。

（5）建立城乡联动机制

中医药适宜技术和中医药服务人才的多维流动是中医药基本公共卫生服务体系健全的标志。具体地说，可从如下几方面着手：其一，建立规范化社区中医药服务管理体系，明确管理职责，合理配置资源，以提高社区中医药服务的质量，从而为城市社区中医药服务向乡村的输出奠定坚实的基础。其二，实行农村中医药基本公共卫生服务综合目标管理机制。上级政府对下级政府，卫生行政部门对下级业务机构均应下达中医药基本公共卫生服务目标任务，乡镇卫生院与乡村卫生站，基本公共卫生管理组织与卫生管理员以及责任医生之间也应明确具体的任务和激励办法，形成一级管一级，一级考核一级。责任落实、工作绩效与奖惩挂钩，并逐步实行项目管理，以做到科学、量化、公平、合理。其三，建立人才、技术和中药的城乡联动机制。在城市和乡村基本公共卫生服务体系初具规模的基础上，加强人才、技术和中药的城乡联动共享机制建设。建立城市中医药院校同乡镇卫生院、乡村卫生站以及药农的联动平台，鼓励医生、教师和在校学生组队深入农村宣传中医药健康管理知识，教会农民辨认当地常见药材并熟悉其药性和用途，鼓励城市的“名中医”或高资历中医师与乡村挂钩，深入乡村巡回坐诊，鼓励城市各级中医院每年免费为社区卫生服务中心和乡村医院培训中医人才，鼓励城市各级医院和中医药教育机构在乡村设立药材基地。

此外，将中医药健康服务融入健康扶贫，融入家庭医生签约服务，融入健康养老服务，积极开展中医药健康义诊活动，加大中医药技术的宣传力度，拓宽中医药服务覆盖人群，加快中医医院医联体（医共体）建设，完善分级诊疗制度，增加政府的财政资金投入、实施跨区实时支付制度等，都是建立健全中医药基本公共卫生服务体系的重要措施。

二、探索现代中医医院管理制度

1.现代中医医院管理制度的内涵

习近平总书记在党的十九大报告中提出：“实施健康中国战略。人民健康是民族昌盛和国家富强的重要标志。要完善国民健康政策，为人民群众提供全方位全周期健康服务。深化医药卫生体制改革，全面建立中国特色基本医疗卫生制度、医疗保障制度和优质高效的医疗卫生服务体系，健全现代医院管理制度。加强基层医疗卫生服务体系和全科医生队伍建设。全面取消以药养医，健全药品供应保障制度。坚持预防为主，深入开展爱国卫生运动，倡导健康文明生活方式，预防控制重大疾病。实施食品安全战略，让人民吃得放心。坚持中西医并重，传承发展中医药事业。支持社会办医，发展健康产业。促进生育政策和相关经济社会政策配套衔接，加强人口发展战略研究。积极应对人口老龄化，构建养老、孝老、敬老政策体系和社会环境，推进医养结合，加快老龄事业和产业发展。”

2017年国务院办公厅印发《关于建立现代医院管理制度的指导意见》，是公立医院改革的重大制度创新，具有很强的针对性、指导性。一是首次提出各级各类医院应制定章程。医院要以章程为统领，建立健全内部管理机构、管理制度、议事规则、办事程序等，规范内部治理结构和权力运行规则，提高医院运行效率。二是明确医院决策机制。院长办公会议是公立医院行政、业务议事决策机构，对讨论研究事项作出决定。在决策程序上，公立医院发展规划、“三重一大”等重大事项，以及涉及医务人员切身利益的重要问题，要经医院党组织会议研究讨论同意，保证党组织意图在决策中得到充分体现。三是倡导民主管理。健全以职工代表大会为基本形式的民主管理制度，推进院务公开。四是明确政府对公立医院的举办职能。积极探索公立医院管办分开的多种有效实现形式，统筹履行政府办医职责。明确政府对医院的监管职能，建立综合监管制度，强化卫生计生行政部门医疗服务监管职能，发挥医保对医疗服务行为和费用的调控引导与监督制约作用。五是系统提出健全医院医疗质量安全、人力资源、财务资产、绩效考核、人才培养培训、科研、后勤、信息等核心管理制度，提高医院科学管理水平。六是强调发挥专家作用。医院要组建医疗质量安全管理、药事管理等专业委员会，对专业性、技术性强的决策事项提供技术咨询和可行性论证。七是强调加强医院文化建设。树立正确的办院理念，全心全意为人民健康服务，建设医术精湛、医德高尚、医风严谨的医务人员队伍，塑造行业清风正气。八是加强医院党的建设。充分发挥公立医院党委的领导核心作用，把方向、管大局、保落实。全面加强公立医院基层党建工作，充分发挥党支部的政治核心作用。

2018年，《关于开展建立健全现代中医医院管理制度试点的通知》（简称《通知》），确定148家医院为建立健全现代医院管理制度的试点医院。《通知》列举了试点中医医院建立健全现代中医医院管理制度的重点任务，其中对中医医院相关工作做出明确要求。《通知》提出，中医医院章程要明确坚持中医为主的办院方向，以中医特色优势促进中医医院发展、服务百姓健康；中医医院各项核心管理制度应充分体现中医药规律和特点，并根据中医医院实际情况制定保障中医药服务质量和安全的医疗管理制度。

2019年，中共中央、国务院印发了《关于促进中医药传承创新发展的意见》，指出要遵循中医药发展规律，规范中医医院科室设置，修订中医医院设置和建设标准，健全评价和绩效考核制度，强化以中医药服务为主的办院模式和服务功能，建立健全体现中医药特点的现代中医医院管理制度。

由此，公立中医医院改革的方向与目标已经非常明确具体，就是建立现代中医医院制度。

2. 中医医院管理存在的主要问题

中医医院如何适应当前我国卫生体制改革的思路，发挥中医药特色和优势，促进中医药事业的发展，成为人们关注的焦点。目前，我们的中医医院存在如下问题。

（1）中医医院服务模式单一，各级中医医院布局结构不合理

当前，中医医院服务模式主要以医院为主，形式单一。基本上每个市、县都有一所市、县级中医院，其服务形式和管理模式与同等级的西医医院大致相同，科室设置与西医医院也大致相同。虽然中医在不少医疗保健领域和许多疾病诊疗康复的某一阶段，具有西医无法比拟的优势，但在整个医疗健康服务体系中还不能提供广泛的既突出中医特色优势又集预防、保健、疾病诊疗于一体的多层次、多形式的卫生健康服务。

（2）中医特色不突出，专科建设待加强

近几年国家开始从制度层面在全国省、市级三级中医医院推进重点专科建设，但在二级中医医院中仍存在专科建设不重视，优势不明显，尤其是亚健康、疑难病症以及西医无法诊断和治疗的疾病又恰恰是中医药擅长的，部分科室对西医诊疗技术过于依赖，在保持中医药

特色优势方面下的功夫不够。

（3）中医高级人才匮乏，人才梯队建设急需加强

目前我国中医人才队伍中，中医临床资深专家偏少，中青年专业技术骨干队伍不足，中医队伍后继乏人。在人才培养方面，中医教育缺乏中医特色，难以培养真正的中医高级人才。中医人才在培养的过程中，对传统中医理论与经验的学习和继承不够，尤其是对名老中医的学术思想与临床经验的继承与发展不够。

3. 现代中医医院管理制度建设的总体要求

（1）指导思想

全面贯彻党的十八大和十九大精神以及全国卫生与健康大会精神，深入贯彻习近平总书记系列重要讲话精神和治国理政新理念、新思想、新战略（习近平新时代中国特色社会主义思想），认真落实党中央、国务院决策部署，统筹推进“五位一体”总体布局和协调推进“四个全面”战略布局，牢固树立和贯彻落实创新、协调、绿色、开放、共享的发展理念，坚持党的领导，坚持正确的卫生与健康工作方针，坚持中国特色卫生与健康发展道路，不断提高医疗服务质量，努力实现社会效益与运行效率的有机统一，充分调动医务人员积极性，实行民主管理和科学决策，强化公立中医医院引领带动作用，完善多元办医格局，加快医疗服务供给侧结构性改革，实现中医医院治理体系和管理能力现代化，为推进“健康中国”建设奠定坚实基础。

（2）基本原则

坚持以人民健康为中心。把人民健康放在优先发展的战略地位，将公平可及、群众受益作为出发点和立足点，全方位、全周期保障人民健康，增进人民健康福祉，增强群众改革获得感。

坚持公立中医医院的公益性。落实党委和政府对公立中医医院的领导责任、保障责任、管理责任、监督责任，把社会效益放在首位，注重健康水平，增强普惠性。坚持政府主导与发挥市场机制作用相结合，满足多样化、差异化、个性化健康需求。

坚持政事分开、管办分开。加快转变政府职能，深化“放管服”改革，合理界定政府作为公立中医医院出资人的举办监督职责和公立中医医院作为事业单位的自主运营管理权限，实行所有权与经营权分离。各级行政主管部门要创新管理方式，从直接管理公立中医医院转为行业管理，强化政策法规、行业规划、标准规范的制定和对中医医院的监督指导职责。

坚持分类指导，鼓励探索创新。尊重地方首创精神，鼓励各地在中央确定的改革方向和原则下，根据中医医院性质、功能定位、等级规模等不同情况，因地制宜，突破创新，建立符合实际的现代中医医院制度。

（3）主要目标

到2020年，基本形成维护公益性、调动积极性、保障可持续的公立中医医院运行新机制和决策、执行、监督相互协调、相互制衡、相互促进的治理机制，促进社会办医健康发展，推动各级各类中医医院管理规范化、精细化、科学化，基本建立权责清晰、管理科学、治理完善、运行高效、监督有力的现代中医医院制度。

4. 现代中医医院管理制度建设的主要内容

（1）制定中医医院章程

中医医院章程是一个中医医院的基本纲领和行为准则，是中医医院的根本大法。中医医院章程要明确坚持中医为主的办院方向，以中医特色优势促进中医医院发展、服务百姓健康。中医医院章程是中医医院制定各项规章制度的基础、依据和前提。各级各类中医医院应制定章程。中医医院章程应包括中医医院性质、办医宗旨、功能定位、办医方向、管理体制、经费来源、组织结构、决策机制、管理制度、监督机制、文化建设、党的建设、群团建设，以及举办主体、中医医院职工的权利义务等内容。中医医院要以章程为统领，建立健全内部管理机构、管理制度、议事规则、办事程序等，规范内部治理结构和权力运行规则，提高中医医院运行效率。制定公立中医医院章程时，要明确党组织在中医医院内部治理结构中的地位和作用。

（2）健全中医医院决策机制

院长全面负责医疗、教学、科研、行政管理工作。院长办公会议是公立中医医院行政、业务议事决策机构，对讨论研究事项做出决定。在决策程序上，公立中医医院发展规划、“三重一大”等重大事项，以及涉及医务人员切身利益的重要问题，要经中医医院党组织会议研究讨论同意，保证党组织意图在决策中得到充分体现。充分发挥专家作用，组建医疗质量安全管理、药事管理等专业委员会，对专业性、技术性强的决策事项提供技术咨询和可行性论证。资产多元化、实行托管的中医医院以及医疗联合体等，可在中医医院层面成立理事会。把党的领导融入公立中医医院治理结构，中医医院党组织领导班子成员应当按章程进入中医医院管理层或通过法定程序进入理事会，中医医院管理层或理事会内部理事中的党员成员一般应当进入中医医院党组织领导班子。

（3）健全民主管理制度

健全以职工代表大会为基本形式的民主管理制度。工会依法组织职工参与中医医院的民主决策、民主管理和民主监督。中医医院研究经营管理和发展的重大问题应当充分听取职工意见，召开讨论涉及职工切身利益的会议，必须有工会代表参加。推进院务公开，落实职工群众知情权、参与权、表达权、监督权。

（4）健全医疗质量安全管理制度

中医医院各项核心医疗质量管理制度应充分体现中医药规律和特点，并根据中医医院实际情况制定保障中医药服务质量和安全的医疗管理制度。院长是中医医院依法执业和医疗质量安全的第一责任人，落实医疗质量安全院、科两级责任制。建立全员参与、覆盖临床诊疗服务全过程的医疗质量管理与控制工作制度，严格落实首诊负责、三级查房、分级护理、手术分级管理、抗菌药物分级管理、临床用血安全等医疗质量安全核心制度。严格执行中医医院感染管理制度、医疗质量内部公示制度等。加强重点科室、重点区域、重点环节、重点技术的质量安全管理，推进合理检查、用药和治疗。

（5）健全人力资源管理制度

建立、健全人员聘用管理、岗位管理、职称管理、执业医师管理、护理人员管理、收入分配管理等制度。在岗位设置、收入分配、职称评定、管理使用等方面对编制内外人员统筹考虑。公立中医医院在核定的薪酬总量内进行自主分配，体现岗位差异，兼顾学科平衡，做到多劳多得、优绩优酬。按照有关规定，中医医院可以探索实行目标年薪制和协议薪酬。医务人员薪酬不得与药品、卫生材料、检查、化验等业务收入挂钩。

（6）健全财务资产管理制度

财务收支、预算决算、会计核算、成本管理、价格管理、资产管理等必须纳入中医医院财务部门统一管理。建立、健全全面预算管理、成本管理、财务报告、第三方审计和信息公开机制，确保经济活动合法合规，提高资金资产使用效益。公立中医医院作为预算单位，所有收支纳入部门预算统一管理，要强化成本核算与控制，逐步实行中医医院全成本核算。三级公立中医医院应设置总会计师岗位，统筹管理中医医院经济工作，其他有条件的中医医院应结合实际推进总会计师制度建设。加强公立中医医院内部审计监督，推动注册会计师审计工作。

（7）健全绩效考核制度

将政府、举办主体对中医医院的绩效考核落实到科室和医务人员，对不同岗位、不同职级的医务人员实行分类考核。建立、健全绩效考核指标体系，围绕办院方向、社会效益、医疗服务、经济管理、人才培养培训、可持续发展等方面，突出岗位职责履行、工作量、服务质量、行为规范、医疗质量安全、医疗费用控制、医德医风和患者满意度等指标。严禁给医务人员设定创收指标。将考核结果与医务人员岗位聘用、职称晋升、个人薪酬挂钩。

（8）健全人才培养培训管理制度

落实住院医师规范化培训、专科医师规范化培训和继续医学教育制度，做好医学生培养工作。加强临床重点专科、学科建设，提升中医医院核心竞争力。城市医生在晋升主治医师或副主任医师职称前到基层或对口帮扶的医疗机构累计服务不少于1年。城市大中医医院要积极为基层和边远贫困地区培养人才。

（9）健全科研管理制度

加强临床医学研究，创新突破和应用，大力开展适宜技术推广普及，加强和规范中药临床实验研究，提高医疗技术水平。加强中医基础学科与中医临床学科、辅助诊疗学科的交叉融合。建立、健全科研项目管理、质量管理、科研奖励、知识产权、知识成果转化推广等制度。

（10）健全后勤管理制度

强化中医医院发展建设规划编制和项目前期论证，落实基本建设项目法人责任制、招标投标制、合同管理制、工程监理制、质量责任终身制等。合理配置适宜医学装备，建立采购、使用、维护、保养、处置全生命周期管理制度。探索中医医院“后勤一站式”服务模式，推进中医医院后勤服务社会化。

（11）健全信息管理制度

强化中医医院信息系统标准化和规范化建设，与医保、预算管理、药品电子监管等系统有效对接。完善医疗服务管理、医疗质量安全、药品耗材管理、绩效考核、财务运行、成本核算、内部审计、廉洁风险防控等功能。加强中医医院网络和信息安全建设管理，完善患者个人信息保护制度和技术措施。

（12）加强中医医院文化建设

中医医院要坚定中医药文化自信，传承发扬大医精诚精神，将中医药文化体现到中医医院办院宗旨和发展战略中，体现到中医医院各项规章制度建设中，体现到服务的各个环节和员工的行为规范中。树立正确的办院理念，弘扬“敬佑生命、救死扶伤、甘于奉献、大爱无疆”的职业精神。恪守服务宗旨，增强服务意识，提高服务质量，全心全意为人民健康服务。推进中医医院精神文明建设，开展社会主义核心价值观教育，促进形成良好医德医风。关心爱护医务人员身心健康，尊重医务人员劳动成果和辛勤付出，增强医务人员职业荣誉感。建设医术精湛、医德高尚、医风严谨的医务人员队伍，塑造行业清风正气。

（13）全面开展便民惠民服务

中医医院要持续探索、建立符合中医学术特点、有利于发挥中医药特色优势和提高临床疗效、方便群众看病就医的中医综合治疗、多专业联合诊疗等模式。为患者提供中药个体化用药加工等个性化服务，充分运用信息化手段开展中药饮片配送等服务，缩短患者取药等环节等候时间。三级公立中医医院要全部参与医疗联合体建设并发挥引领作用。进一步改善医疗服务，优化就医流程，合理布局诊区设施，科学实施预约诊疗，推行日间手术、远程医疗、多学科联合诊疗模式。加强急诊急救力量，畅通院前院内绿色通道。开展就医引导、诊间结算、检查检验结果推送、异地就医结算等信息化便民服务。开展优质护理服务，加强社工、志愿者服务。推进院内调解、人民调解、司法调解、医疗风险分担机制有机结合的“三调解一保险”机制建设，妥善化解医疗纠纷，构建和谐医患关系。

第五章

勤于实践

第一节

实践性是中医药学固有的基本属性

习近平总书记指出：中医药学凝聚着深邃的哲学智慧和中华民族几千年的健康养生理念及其实践经验，是中国古代科学的瑰宝，也是打开中华文明宝库的钥匙。习近平总书记的这一重要论述，深刻阐明了中医药学具有固有的基本属性，即实践性。

一、中医药学是长期医疗实践经验的概括和总结

通过对中医药学的形成和发展过程进行研究分析可以发现，中医药学是中华民族几千年医疗实践的概括和总结。从自然科学的研究对象和特点加以考察，中医学具有自然科学最基本的特点，即对人体生理病理现象的客观认识，具有很强的实践性和历史继承性。以实践而论，中医学源于防病治病的实践，并在实践的基础上不断抽象、概括、升华为理论（诸如藏象学说、阴阳五行学说等），然后又运用理论进一步指导医疗实践活动。中医具有自然科学的属性是无疑的。从春秋战国时期《黄帝内经》问世，到东汉张仲景的《伤寒论》创立辨证论治体系，到金元四大家展开的理论争鸣，到明清以后温病学说崛起，再到现在与现代医学的不断碰撞、交流、结合，中医的发展从没有停滞，中医的实践从没有停止，而是一直在中国独特的大环境中不

断发展。

1. 中华民族有长期的医疗实践活动

生老病死是每个人、每种动物都无法逃避的生命现象。早期人类完全生活在“人民少而禽兽多”的自然环境中，难免因狩猎采集活动而受伤，部落间的残酷斗争也时常导致肢体损伤，同时环境的恶劣变化也常导致食不果腹、衣不蔽体的人染病。如旧石器时代的“北京人”，虽已发明石器和熟食，但常因生活资料匮乏而出现同类互相残杀之事，又或与野兽搏斗而造成躯体损伤。病痛和损伤驱使着人们不断寻找方法解除痛苦，这些活动就是早期的医疗实践活动。医疗实践活动从中华大地上有了中华民族的先祖生活后就一直没有停止过。其实不只是人类，连动物都有自我治疗的本能。生活在中原大地的先民通过医疗实践活动累积了许多医药知识，这些事迹和经验通过口口相传不断演化，变成了中华民族所传诵的古圣先贤的文化故事，如神农尝百草一日而遇七十毒等。这些故事既展现了中医药医疗实践活动早期的面貌，同时也生动地表现了先民在医疗实践活动中所具有的勇气和付出的巨大牺牲。更进一步地说，除了这些直接与医疗有关的实践活动外，其他许多生产生活活动也促进了医疗实践活动的发展。如对动物的宰杀食用使先民对各器官的解剖结构有了充分了解，进而可以将其推导到人体。又如古代天文学的不断发展使人们可以准确地计算年月，于是先民通过观察总结不同季节不同月份人体的各项生理变化，进而将人体的各项生理活动与四季进行抽象联系。

2. 长期的医疗实践活动总结形成了中医

由于缺少翔实的文字记载和考古发现，秦汉以前先民们的医疗实践已有许多无法考证。但秦汉以后，中医典籍留存丰富，我们从这些中医典籍中可以发现中医药的理论和方法不是凭空而来，也不是“黄帝”“岐伯”等少数几位“知名人士”天才般地创造而来，而是通过反复实践得来的。中医理论从实践中得来之后又回到实践中去指导实践。如中医基础理论中关于“五脏六腑”的认识。《灵枢·经水》云："夫八尺之士，皮肉在此，外可度量切循而得之，其死，可解剖而视之。其脏之坚脆，腑之大小，谷之多少，脉之长短，血之清浊……皆有大数。"可以看出，早期中医对五脏六腑的认识是通过解剖学得来的，认为"肺主气司呼吸""肾者主水""胃主受纳""大肠传糟粕"，都是通过具体观察而得出。又如中医理论中"玄之又玄"的经络，通过梳理总结中医经络学说的文献可以发现，经络学说也是一步一步逐渐发展起来的。在早于马王堆汉墓出土的《足臂十一脉灸经》和《阴阳十一脉灸经》两部医书中记载了较为详尽的经络循行，但此时还只有11条主要经脉，且经脉均循行在体表，没有和体内脏腑一一建立起联系。到了《黄帝内经》就已明确记述了人体12条正经以及奇经八脉的循行，建立了12条正经与内在脏腑的对应联系。又如中医治疗方法中的砭术，也是从实践中得来。针砭之术，最初是用在肌肉疾患的治疗，可能是某些体表疾病由于偶然刺破或划破了皮肤血管，把内在脓液败血等放出，病人明显感觉病情减轻。然后通过不断总结规律，再次出现类似病情时主动刺破肌肤放出脓液以减轻痛苦。针砭所用之工具也是在实践中不断地改进完善。如在石器时代人们只有用石制作而成的石针，杨上善说"砭石欲细而长，伤口深也"。但石制的针无法刺入深部，又易折断，到了青铜时代，就开始有了用青铜制作的针。但青铜制针针形粗大，也易折断，到中国人掌握了冶铁技术，又制作了铁制的针。这时的针就可有多种形制，最小的甚至可以"细如蚊喙，惨如蜂虿"。

中医药的重要组成部分中药也是在实践中不断发展。我国现存最早的中医本草学专著是《神农本草经》。但在《神农本草经》之前就已经有了较为丰富的中药学知识，并用于临床治疗，如马王堆汉墓出土医书中记载有许多中药，并在墓中出土有中药。《神农本草经》可以认为是其成书之前所有中药学经验的汇总，共记载365味药，且有了较为丰富的中药理论，记载了药物的"四气""五味"。认为"上药一百二十种为君，主养命以应天，无毒，久服不伤人"，如人参、甘草、大枣等；“中药一百二十种为臣，主养性以应人，无毒有毒，斟酌其宜”，需判别药性来使用，如百合、当归、龙眼、白芷、黄芩等；“下药一百二十五种为佐使，主治病以应地，多毒，不可久服”，如大黄、乌头、甘遂、巴豆等。《神农本草经》里虽然饱含对治疗疾病确实有益的经验总结，但同时其分类也有一定局限性，且受时代影响有许多“修道者言”，且为配合一年365日而专门记录收载365味药，近代颇有学者讥其“机械”。后期本草学不断发展，到唐朝官方修订的《新修本草》收载840余味药。再到明朝李时珍所著被誉为百科全书的《本草纲目》记载了近两千味中药，其不仅记载药味数量多，而且条目分类极为科学，主治功效一应俱全。这些增加的中药都是由历朝历代中医通过不断实践总结得来。治疗疾病也是如此，历代医家通过观察病人，给病人不断治疗发现问题，总结经验进而形成了丰富的治疗理论。中医重视治病的同时尤为重视防病养生，强调“天人合一、三因制宜”，这些养生方法和原则也是通过不断地总结得出的。除总结医学实践外，还结合了天文学的研究成果，通过其与中医理论相结合，化为己用。因此可以认为中医的基本理论、治疗方法、治疗手段都是通过不断总结实践，验证其疗效而发展出来的。

3.现代中医学习仍强调实践的重要性

中医药在几千年的岁月洗礼中传承不断，在接受西方医学巨大冲击时仍屹立不倒，凭的就是实实在在的疗效。有疗效、对人们防病治病有作用，是中医药持续存在和不断发展的前提。中医的疗效是只有在将中医运用在临床中才能观察到的。临床是什么，临床就是中医的实践，中医要发展要立足，一刻也不能脱离临床，也就一刻不能脱离实践。中医自古以来就强调实践的重要性，如谈及对脉象的把握“心中了了，指下难明”，强调要在实践中体会总结；对病证的治疗也是，古人早有“熟读王叔和，不如临证多”的体悟，这也是为什么对国医大师的评选办法中明确要求“从事中医药临床工作50年以上”，只有通过丰富的临床实践才能更好地精通领会中医，中医实践经验丰富才能称得上“大师”。以国医大师熊继柏为例，其13岁时接受中医启蒙，16岁即独立行医，后从未脱离过临床，一直在临床一线亲自问诊处方，并不断学习总结提高，因此才能在1979年由乡村诊所调入当时的湖南中医学院（现湖南中医药大学），成为少见的只有“小学文凭”的大学老师，其凭的就是不断实践，并在实践中检验和发掘的中医药理论。熊继柏教授曾说“中医的生命力在临床”，并在一次讲座中说“我们要让中医走向世界，就必须要有过硬的临床本领，你没有过硬的临床本领，在国外你怎么站得住脚？从这四个方面来看，中医历史价值来源于临床，中医要提高自身的威望，关键在于临床；中医与西医相比较只有一个优势，就是临床；中医要走向国外，要走向世界完全依靠临床。所以，说来说去，要重视临床实践”。有中医学者也认为中医人才培养应该“早临床、多临床、反反复复临床”，也是强调中医实践的重要性。中医的理论、治疗思想、名家经验等只有通过临床才能验证其有效性。如果脱离临床而谈中医，只会陷入谈玄说空之中。中医的临床有效性，是对中医“不科学”、中医“历史虚无主义”的最好反击，通过不断临床提高中医疗效的实在感知，认识到中医的临床有效性，是培养中医文化自信的重要法宝。

因此，习近平总书记认为中医是“中国古代科学的瑰宝”，是对中医定位准确的描述。近来有人批评中医，认为中医范式与现代医学很不一样，现代医学是“科学”，中医与其不同，所以中医“不科学”。我们必须要认识到中医所采用的思维方式、理论模型、论证方法从古代发展而来，与现代科学范式有很大不同这是事实。这种范式的不同，与中医采取的思维模式和理论框架不同、医学自身的复杂性，以及中医自身的发展规律有关，是中医利用当时已有的思想资源，结合自身实践总结得到的。虽然不乏粗糙牵强之处，但由于其从实践中得出，整体而言是经得起时间检验的。因之可以说实践是中医的本质属性之一。

二、中医药契合社会实践的需要不断发展和进步

中医药起源于实践，应用于医疗实践，在漫长的历史长河中接受医疗实践的检验，不断发展进步以契合社会实践的需要。治病救人是医学的初衷与目的。但医学知识的发展受到历史条件、实践水平以及认知个体社会性等多因素的影响。中医药萌芽的早期，受到历史条件的制约，人们对疾病的认识多是现象的、表面的、片面的，甚至包含错误认识、迷信认识等等。实践是检验真理的唯一标准。当医学认知符合人体疾病的规律，医疗实践才能达到治病救人的目的；反之，当医学认知违背人体疾病的规律，医疗实践将会失败。中医药绵延发展数千年，医疗实践从未中断，不断地基于临床总结成功的经验、反思失败的原因，医学认知才得以去粗取精、去伪存真、由此及彼、由表及里，从而形成本质的、深刻的、系统的中医药知识。中医药在医疗实践中继承精华、批判革新、不断发展，被历史和实践证明是科学的学科，在当今时代依然有着强大的生命力。中医药契合社会实践的需要，既是理论与实践的统一，也是历史与现实的统一。

1. 中医药学术体系的形成

早在远古时期，华夏祖先已开始医疗探索与实践。从远古至春秋，中医学经过漫长的历史传承、广泛的传播应用、大量病人的临床验证，医疗经验的积累由低级迈向高级，由个别上升至一般。但这时的中医药学并没有形成体系，大多表现为个别、具体和零散的经验与理论。战国至汉代，随着医疗实践的深入开展，中医学对医疗实践经验进行总结提升，建立了中医学的理、法、方、药学术体系。其标志是《黄帝内经》《难经》《神农本草经》《伤寒杂病论》四部中医经典著作的问世。四大经典明确论述了中医学的整体思想、辨证论治原则、治未病思想、哲学基础、藏象理论、诊断方法、治疗原则、药物理论、方剂理论等等。《伤寒杂病论》不但确立了辨证论治原则，同时将理、法、方、药运用于临证实践，对辨证论治进行完整的示范，

成为后世治疗外感热病及临床各科医疗实践的基本准绳。

2. 中医药在医疗实践中验证

两千年前确立的中医药理法方药学术体系，正确认知了健康与疾病的客观规律，提供了有效调理病变机制的治则和方法，在之后的医疗实践中，中医学一直遵循这一学术范式积极发挥医疗保健作用。

（1）为中华民族的生存繁衍发挥重要作用

自古以来，我国知识分子就有“为天地立心，为生民立命，为往圣继绝学，为万世开太平”的志向与传统。《中国科学技术史》的作者李约瑟博士说：“中国人以他们的特殊天才发展起了中国的医学。”根植于中国传统文化之上的中医学，崇尚仁心仁术，倡导以天性善良、地德忠厚之心来行医济世，上以疗君亲之疾，下以救贫贱之厄，中以保身长全，以养其生。在漫长的医疗实践中，逐渐形成了有效、安全、经济、简单、方便的中医诊疗体系，绵延至今，生生不息。中国医药史上涌现了许多领先世界的医疗技术：东汉神医华佗发明麻沸散，最早使用全身麻醉药物进行手术治疗；东汉医圣张仲景最早在书中记录了药物灌肠、人工呼吸等急救措施；晋代名医葛洪发明用疯狗脑髓涂治狂犬病患者，成为世界免疫学的先驱，并在世界医学史上首次记载天花、恙虫两种传染病；唐代药王孙思邈发明葱管导尿术；宋代首创人工种痘方法预防天花。数千年来，在医药卫生服务中，中医药充分发挥临床疗效确切、预防保健作用独特、治疗方式灵活、费用相对低廉的特色优势，惠民以健康。

（2）在重大疫情防治中发挥了重要作用

传染性疾病不仅一年四季皆可发生，女老幼均能得病，而且大多发病急骤、发展迅速、变化较多、病情较重，严重者可导致死亡或留下终身难以康复的后遗症，如瘫痪、失明、智力障碍等。传染性疾病还可在人群中传播蔓延，甚至造成大规模的流行，严重危害人类的生命健康，并对社会、经济产生重大不良影响。据《中国疫病史鉴》记载，自汉代至清代的两千余年中，中医先后战胜了321次疫病流行，积累了丰富的斗争经验，在疫病的防治中发挥了重要作用。东汉末年，伤寒流行，张仲景著述《伤寒杂病论》，建立防治伤寒的“理、法、方、药”体系，提供了有效的防治方案。宋代发明的人工种痘方法为人类消灭天花作出了重大贡献。明代崇祯年间，瘟疫接连暴发，吴又可在大量临床实践的基础上著述了我国第一部温疫病专著《温疫论》，提出疠气致病并创制多首温疫病专用验方。清代温病四大家，系统全面地论述温病的病因病机、辨证理论、特色诊断以及治法方药，对温病的治疗发挥了巨大作用。进入21世纪以来，中医、中西医结合治疗“非典”、新冠肺炎，疗效得到世界卫生组织肯定。中医治疗甲型H1N1流感，取得良好效果，成果引起国际社会关注。同时，中医药也积极用于防治艾滋病、手足口病、流行性脑脊髓膜炎、流行性乙型脑炎、人感染H7N9禽流感等传染病。

（3）世界需要中医药

随着经济社会的发展，人类疾病谱发生了巨大变化，由此带来了医学目的、医学模式的变革。一方面，市场经济下，医疗费用恶性膨胀引发了全球医疗危机，迫使人们对医学目的进行深刻的检讨；另一方面，生活方式和行为对人的健康和寿命起到主导作用，医学模式由生物医学模式转向生理－心理－社会－环境四者相结合的新医学模式。世界卫生组织在《迎接21世纪的挑战》报告中指出：“21世纪的医学，不应该继续以疾病为主要研究领域，应当以人类的健康作为医学的主要研究方向。”中医药作为健康医学的先驱，强调人体内环境、社会环境、自然环境的和谐统一，早在两千多年以前，就开始了健康医学的探索，积累了丰富的健康医学理论、方法与经验。中医药有完整的养生学体系，既包含未病先防、已病早治、既病防变、瘥后防复的治未病内容，也包含精神养生法、起居养生法、药食养生法、传统运动养生法、针灸养生法、按摩养生法、房事养生法等多样的养生方法。而且，在以“仁爱”为核心的传统文化之上产生的中医药，倡导仁心仁术，医疗服务以简、便、廉、验著称。这些学术特色和优势契合了当前的医学发展需求，使得中医药学在世界范围内广泛传播、不断发展。中医药已传播到183个国家和地区。据世界卫生组织公布，目前已有103个会员组织认可使用针灸，其中29个设立了传统医学的法律法规，18个将针灸纳入医疗保险体系。国家中医药管理局已同40余个外国政府、地区主管机构签署了专门的中医药合作协议。在“一带一路”沿线国家和地区创建了30个高质量中医药海外中心，在30多个国家和地区开办了数百所中医药院校。

3. 中医药在医疗实践中革新发展

中医药学的革新趋势主要表现在五个方面：第一，辨证论治体系不断充盈发展。张仲景在《伤寒杂病论》中以“观其脉证，知犯何逆，随证治之”，授以辨证论治之法，并首创六经辨证治疗伤寒。金元时期，金元四大家对不同病机进行深刻的阐释，以病机为核心开展辨证论治。刘完素提出火热病理论，倡导寒凉治疗；张从正创“病由邪生，攻邪已病”的攻邪学说，倡导攻邪治疗；李杲提出“内伤脾胃，百病由生”的观点，倡导从脾胃论治；朱震亨力倡“阳常有余，阴常不足”之说，创阴虚相火病机学说，倡导滋阴治疗。清代温病学家创立了卫气营血辨证和三焦辨证。第二，药物学研究体现出生物分类、生物进化思想。明朝医药学家，药圣李时珍，历时27年创作《本草纲目》，52卷，约190万字，全书收纳诸家本草所收药物1518种，增收药物374种，合1892种，以部为“纲”，以类为“目”，计分16部（水、火、土、金石、草、谷、菜、果、木、服器、虫、鳞、介、禽、兽、人）60类。各部按“从微至巨”“从贱至贵”，既便于检索，又体现出生物进化发展思想。其在生物分类学、生物进化论、植物学方面都提出了超越前人、异于传统的具有世界科学意义的认识结论。第三，对于外感病的治疗，温病学脱离伤寒形成独立学科，指导温病治疗。《伤寒论》的六经辨证虽然可以指导外感疾病的治疗，但是“详于寒而略于温”，其理法方药并不能覆盖温病所有病证及其全过程的治疗。明末清初医学家吴又可提出了“戾气学说”。戾气是物质性的，其致病具有传染性。吴又可、叶天士、薛雪、吴瑭、王孟英等一大批温病学家提出了关于温病治疗的特色理论与方法，如卫气营血学说、三焦学说、毒邪学说、伏邪病因学说；卫气营血辨证、三焦辨证方法；清热解毒、透邪外达、通腑泄热、芳香化湿、养阴生津等特色治法；银翘散、桑菊饮、三仁汤、达原饮、加减复脉汤等温病效验方。第四，解剖生理学呈现了新的医学方向。在中医学历史上，并不乏解剖记载，然而，在中国传统自然观支配下，在中医学有机整体观引导下，中医学理论并没有建立在解剖学基础上，却建立起了另一种超越解剖学的理论。但人体的解剖结构是客观存在的，它毕竟是生理和病理过程的决定性基础。因此，缺少解剖结构证明的生理病理学说，无论如何也会遇到困难，总会有说不准、说不清、说不透的问题。清代王清任有感于《内经》解剖记载的错误，发愤研究解剖生理，用三十余年的时间著成《医林改错》一书。在书中大力倡言解剖，并试图以自己的解剖发现说明人的生理现象。基于解剖建构的医学体系大异于传统学术范式。第五，中医药的现代化发展。中医药现代化，就是在指导思想上要保持传统特色，正确处理好继承与发展的关系，中西医并重，相互补充，共同发展。在实践过程中，以传统中医药理论和丰富的临床实践为基础，遵循“与时俱进”的思想，既继承传统中医药理论的精华，又不断创新，借鉴现代医学、生物学、信息科学理论和国内外天然药物的研究成果，多学科融合，多种技术结合，形成具有时代特色的中医药理论体系。这一系列研究过程就是中医药现代化。我国中医药现代化发展欣欣向荣，硕果累累，主要表现在：①中医药临床研究水平提升。随着循证医学、流行病学知识与方法在中医药临床研究中的推广应用，中医药建立了循证医学中心，利用现代信息技术建立了中医临床科研一体化平台，取得了许多标志性的成果。如银翘散加麻杏石甘汤治疗甲型H1N1流感，芪苈强心胶囊治疗慢性心衰临床研究，芪参益气滴丸用于心肌梗死二级预防临床研究等均受到了国际医学界的广泛认可。②中医理论的科学内涵不断得到阐释。随着多学科现代科技的综合应用，中医学方剂配伍理论研究、药性理论研究、藏象理论研究、经穴特异性研究等均取得了标志性成果，逐步阐释了中医药传统理论的科学性和先进性。③开展中医诊断、治疗、康复与保健设备研发，为个人与家庭提供便捷、智能的中医药服务。④中药现代化开发成绩斐然。如从麻黄中提取麻黄素、从青蒿中提取青蒿素。青蒿素作为一种用于治疗疟疾的药物，具有速效和低毒的特性，挽救了全球特别是发展中国家数百万人的生命，其发明者屠呦呦荣获2015年诺贝尔生理学或医学奖，这是中医药科学研究的一个历史性突破，标志着中医药研究获得国际科学界的高度关注和认可。

实践发展永无止境、学科进步永无止境。中医药的发展与进步没有完成时，只有进行时。伴随医疗实践的发展，中医药将自我革新、发展进步，不断提升服务水平、拓宽服务范围、深化研究程度。

第二节

中医名医名家具有丰富实践经验

国医大师熊继柏曾多次强调：“中医的生命力在于临床！”

千百年来，中医人正是秉承“大医精诚”之志，发扬光大“济世活人”之术，他们临床经验丰富，勤于实践，故历代名医辈出；他们著书立说，以启后学，留汗牛充栋医籍传世。“不为良相，则为良医”，深厚的传统文化根基与自信，是名医们登堂入室之保障；“熟读王叔和，不如临证多”，丰富的实践经验，是名医们展示中医自信的最好舞台。

一、名医文化自信与临证实践

青年毛泽东曾作诗云“自信人生二百年，会当水击三千里”，展示出何等豪迈气概！

理想、信念对于成才非常重要。因此，追求远大理想，坚定崇高信念，是一个人健康成长、成就事业、开创未来的精神支柱和前进动力。十九大报告也寄语广大青年“坚定理想信念，志存高远，脚踏实地”，以青春力量建功新时代。

王太仆在其所注《素问》序中云：“将升岱岳，非径奚为？欲诣扶桑，无舟莫适。乃精勤博访，而并有其人，历十二年，方臻理要，询谋得失，深遂夙心。”这是王冰自述撰注《素问》的艰苦过程，但却给我们中医后学者一个很好启示。医学书籍之多，汗牛充栋，如耸立云霄的岱岳；医学知识之广，上穷天文、下及地理、中悉人事，似远隔重洋的扶桑。可以说读之不完，学之不尽，绝非一朝一夕可成。若无水滴穿石之信念，不破楼兰终不还之决心，自难达岱岳、扶桑。

南京中医药大学曾智等对30位“国医大师”（王玉川、王绵之、方和谦、邓铁涛、朱良春、任继学、苏荣扎布、李玉奇、李济仁、李振华、李辅仁、吴咸中、何任、张琪、张灿玾、张学文、张镜人、陆广莘、周仲瑛、贺普仁、班秀文、徐景藩、郭子光、唐由之、程莘农、强巴赤列、裘沛然、陆志飞、颜正华、颜德馨）成长与成才之路进行研究，分析他们在医学道路上取得重大成功的因素。发现国医大师们在“大医精诚”之路上具有很多普遍性规律，诸如：幼受名师指点踏上岐黄之路，受传统文化熏陶塑造中医药思维方式，熟练背诵医药古籍经典并刻苦钻研，潜心于中医临床实践，重视继承不忘本且能有所创新。这些规律既是我国中医药传承和中医药高等教育的宝贵财富，更能引领步入岐黄之路的新一代学子获得成长的捷径。其中，“信念”，尤其是“坚定中国传统文化自信”“中医药文化自信”“中医药疗效自信”，都深深植根于每一位中医大家心中，成为他们在医学上取得进一步突破，达到“知常达变”境界的源泉。

1. 医非学养深者不足以鸣世

中国传统文化既是学习中医理论的基础，也是中医创新、发展、提高的源泉。自古就有“医易同源”“儒医同宗”之说，阴阳五行、君臣佐使、天干地支、五运六气、三因治宜等中医理论都源于中国传统文化，两者相互渗透、相互交融。因此，加强中国传统文化学习对于更好地理解、学习中医大有裨益。《国医大师传承研究精粹》一书曾提到，“中医药学是中国传统文化的一部分，是中华文化的主要载体，是在以儒家和道家文化为主流的传统文化中土生土长的，天人相应、五行相克制化的整体观念，阴阳平衡、追求和谐的中庸思想，因时、因地、因人制宜的灵活辩证思维，重道轻器的方法论，等等。因此，学习中国传统文化知识，掌握东方哲学思想和理念，自觉接受和运用整体、辩证的思维方法，都是读懂和学会中医药学的前提和条件。”

国医大师们均对此深有体会，坚定“业医必先精文”。周仲瑛从小受到医文并重熏陶，不仅提高了文学素养，而且加深了对医籍经文的理解和记忆。周老后来回忆道：“看来这条路是有效的，能够打下良好文化基础，对学习中医很有帮助。”同时，中国传统文化也是中医创新、发展、提高的源泉。新时代中医要发展，就要在现代化之路冲击下有所进步、有所创新。只有中国传统文化功底扎实，才能很好地“知常”，进而才能创新“达变”。20世纪60年代初，有人主张废除五行学说，而邓铁涛在以唯物史观和唯物辩证法为准绳的基础上，涉猎《周易》《尚书·洪范》先秦诸子学说，结合历代医家理论以及自身体会，认为中医五行学说来源于古代哲学，又不同于古代哲学，因此他创新性地提出了“五脏相关学说”，用于指导治疗重症肌无力、冠心病等疾病，均取得了良好的疗效，这便是明证。

已故名医秦伯未曾说过一段精彩的话：“专一地研讨医学可以掘出运河，而整个文学修养的提高则有助于酿成江海。”很明显，是掘出运河还是酿成江海，差别就在于是否具有中国传统文化的人文修养。秦老还说过一句很经典的话：“医非学养深者不足以鸣世。”正因如此，“国医大师”们从小都受到了良好的教育，尤其是中国传统文化的熏陶。他们基本都成长于二十世纪二三十年代，无论是接受传统私塾教育还是接受现代新文化教育，其学习的主要内容都有极大的相同之处。他们出生和成长于传统文化氛围中，从小熟读《百家姓》《三字经》《论语》《孟子》《古文观止》以及唐诗、宋词等。这些传统文化教育与熏陶使传统的思维方式、价值体系、道德观念和文言文知识根植于心，为他们日后学习理解《黄帝内经》《金匮要略》《伤寒论》《神农本草经》等中医典籍，以及在临证中贯彻整体观念与辨证论治思想打下了坚实的基础。何任先生认为，“中医学是成熟于古代传统文化之上的独特医学体系，要想理解它，发展它，就要有传统的思维，就要读好四书五经，掌握文字、音韵、训诂、校勘等知识，否则，用现代医学思想去附会中医，那只会南辕北辙，从而怀疑中医，甚至否定中医，最终自我毁灭中医。”

2. 人而无恒，不可以为良医

子曰：“南人有言曰：‘人而无恒不可以作巫医。善夫！’不恒其德，或承之羞。”缺少恒心，巫医皆不可为，况良医乎！因此，恒心乃成功之本。中医学博大精深，必须认真钻研，深入思考，持之以恒，才能达到高深的境界。久而久之，便可水到渠成，成为一名好的医生。张琪在《张琪临证经验荟要》一书中指出：“试观古今中外有成就的科学家、文学家，包括医学家，都是焚膏继晷地勤奋学习。学习中医也不例外，没有这种勤奋好学、锲而不舍的精神，要想学而有成是不可能的。”

熊继柏在《一名真正的名中医——熊继柏中医真谛访谈录》一书中指出，中医学典籍浩瀚，内容广博，理论精深。欲求学精，确非易事。需要有坚韧不拔的意志和终生奋斗的决心，历代医家成功的一条最基本经验就是明确而坚定的志向。如医圣张仲景就是因为“感往昔之沦丧，伤横夭之莫救”而决心学医。如若志向不坚，难免会半途而废。在社会主义市场经济条件下，受商品经济“利益最大化”原则的影响，人们的价值取向逐步趋向多元。学好中医要树立崇高的理想，端正学习中医的目的，切不可“孜孜汲汲，唯名利是务”。历代中医名家们以至仁至善的高尚情怀，用自己的实际行动诠释医乃仁术的内涵。吴鞠通告诫后世“学医不精不若不学医”，孙思邈讲“不得道听途说，而言医道已了，必须熟记经典，精勤不倦”。医学乃治病救人的高尚科学，学中医必须提高自身的修养，培养自己的仁爱之心，以济世活人为志向，切不可沽名钓誉，否则只会误人误己，以此心态，定不会学好中医。

探寻“国医大师”成才之路，我们可以看到，国医大师们都是从经典中走出来的，通过反复研读医药典籍而获得了公认的成就。这可以说是中医药学的一个特殊现象，因为经典著作的理论具有相对稳定性，中医基础理论皆包容在其中，它一直是中医临床防治疾病的理论指导。对“国医大师”初涉岐黄之路所研读的医学典籍进行统计分析发现，他们初学中医的启蒙医书按照发生频次，从多到少依次为《医学三字经》《汤头歌诀》《药性赋》《医学心语》和《医宗金鉴》（仅列出前五本书）。然后才开始研读《黄帝内经》《神农本草经》《伤寒论》《金匮要略》以及以温病学为代表的经典著作。初读经典并不一定能完全理解其中的含义，即使熟练背诵或者老师指点也只能是部分了解。因此，持之以恒地熟读甚至背诵医籍经典及后世医书是提高中医临床思维能力的一条无法回避的途径，是中医成才的必由之路。“国医大师”们均幼承庭训或者尚处青春年少时就拜师学医，他们中有7位20岁以前就开始独立行医济世，11位20岁时独立坐堂应诊，其余12位也在20余岁悬壶问诊。但如今，他们都已近耄耋之年仍孜孜于中医临床以医术济人济世。

3. 疗效自信，中医生命力在于临床

随着西学东渐的日益加深，西方医学大规模输入中国，西医以其见效快、富有科学性而逐渐占据医疗体系的主导地位，甚至包括部分中医院校的教师都认为中医只擅长调理身体，而不能治疗急危病症。所以，熊继柏教授强调，要想学好中医，必须要对中医有清晰的定位。中医学有数千年的历史，是中华民族在长期的生产与生活实践中认识生命、维护健康、战胜疾病的宝贵经验总结。中医通过调和阴阳、扶正祛邪的方法不仅能够调理身体，更能够治疗疾病，甚至是西医无法治疗的疑难杂症。中医亦非随着年纪的增加就会医术更加精湛，要相信扎实的理论功底、丰富的临床经验和敏捷的思维反应才是成为一名优秀的中医的必要条件。中医不仅擅长调理、养生保健，其在临床上亦能够对某些急危病症，如肠梗阻、病毒性肺炎如“非典”（SARS）、高热等通过正确的辨证论治，疗效立竿见影。所以，纠正对中医的错误理解，正确定位中医，树立中医自信，是学好中医的一个重要前提。

2019年末至2020年初，一场突如其来的新冠肺炎肆虐全国，中医再一次向国人、向世界展示了其疗效自信。张伯礼院士等在第一时间总结回顾分析52例新冠肺炎患者的临床资料，结果：中西医组临床症状消失时间（5.15 ± 1.68天）、体温复常时间（2.64 ± 1.31天）、平均住院天数（7.38 ± 2.06天），以及中医证候量表评分（13.29 ± 3.79分）均较西医组明显减少（P < 0.05或P < 0.01）；中西医组出院时其他伴随症状消失率87.9%、CT影像好转率88.2%、临床治愈率94.1%及普通型转重型5.9%均明显优于西医组（分别为53.8%、68.8%、61.1%、33.3%）（P < 0.05或P < 0.01）。再次让世人惊叹于中医药的神奇疗效，亦如武汉方舱医院的八段锦、太极拳、中医导引养生功法一样，走出湖北，席卷全国。

湖南在此次疫情防控中治愈率更是一路领先，受到全国关注，与中医药早期、快速、全程参与疫情防控密不可分。湖南省中医药管理局在疫情刚开始时，就组织省内国医大师熊继柏、刘祖贻，以及其他中医药防治新冠肺炎专家进行商讨，制定出新冠肺炎中医药诊疗方案。熊老结合患者会诊掌握的第一手资料和中医温病经典著作，旁征博引，深入剖析了本次疫病的病因、病位和病性，将疫病治疗分为初热期、重症期、危重期、恢复期四期和温邪犯肺型、咳嗽微喘型、邪犯胃肠型、邪热壅肺型、疫毒闭肺型、内闭外脱型、阴竭阳脱型、肺胃阴虚型、脾肺气虚型九种证型，逐一讲解了疫情不同时期不同症状的临床表现和辨证施治情况，讲解了预防用药两种处方的使用注意事项。分型和诊疗更有操作性，更有利于中医药临床疗效的发挥。

“国难思良将。”我们切不可疫情当头才想到中医，要知道：中医不仅能治病，还能治急症，也能治瘟疫，它不是“慢郎中”，更不是一件只容国人凭吊的“文化外衣”。所以有国医大师领军的诸多中医良将，我们中医人一定要树立起中医疗效自信，这样才能更好地发展、传承中医。

4. 医德信念：济世活人，恪守“大医精诚”

“医者仁心，医德为先。”中国传统文化是学习中医的基础，其整体观、唯物辩证观的思维方式会影响到对于中医学的理解，而其道德观也会影响从医者的做人原则和医德标准。“老吾老以及人之老，幼吾幼以及人之幼”，“己所不欲，勿施于人”。吴咸中认为，中国是一个医德遗产十分丰富的国家，医学理论观念虽然受到封建道德与文化的影响，但就其主体与核心来说不外乎是“医乃仁术”，是爱人、助人之道。国医大师们自少年时便酷爱中医，并从此踏上岐黄之路，遵“大医精诚”之训，以“大医精诚”作为行为准则，在临床实践中尽医之天职，解苍黎之疾苦。他们认为，“大医精诚”给中医医家提出医德的两个要求：第一是精，亦即要求医者要有精湛的医术，认为医道是“至精至微之事”，习医之人必须“博极医源，精勤不倦”；第二是诚，亦即要求医者要有高尚的品德修养，以“见彼苦恼，若已有之”感同身受的心，策发“大慈恻隐之心”，进而发愿立誓“普救含灵之苦”，且不得“瞻前顾后，自虑吉凶，护惜身命”。

国医大师们根据自己的切身体会，对中医学习者也提出了有关医德的诸多见解。李玉奇认为：“中医的成才之路历时漫长，又是一份十分艰苦的工作。因此，要想正医，必先正身。只有具有良好医德的人，才能领悟医学的真谛，才能体会济世活人的深层含义。”“没有医德，医术便缺乏植根的土壤；没有医术，就根本不懂得生命的真正价值。”任继学对于中医学始终怀有一种魂牵梦萦、难以割舍的情愫，他在《任继学经验集》自序中说：“读书不敢有懈怠之暇，临证不敢有粗心之诊。非欲成为名医，只求无愧于患者，无愧于自心而已。”

5. 秉国医大师之志，坚定信念发展好中医

如今中医界里提倡的“向世界接轨”“用现代手段研究中医”等切合时代特点，相比之下传统文化氛围却相形见绌。促进中医科学化、规范化、标准化，这是好事，毋庸置疑，但我们也必须深刻认识到，传统文化对于学习、发展中医的重要性、关键性。缺乏传统文化的土壤，犹如缺乏中医的“根”，在东方与西方、传统与现代两种迥然不同的思维模式冲击下，缺根的中医信念又怎能很好地在中医人心中坚定下来呢？从上述国医大师们的成长、成才经历中，笔者总结、反思，就如何学习国医大师坚定中医信念和传统文化自信，略谈想法一二。

（1）营造良好的传统文化氛围。

中医作为中国传统文化的缩影，学习中医就必须营造一个良好的学习步骤和环境。何任经常说：“中医学是成熟于古代传统文化之上的独特医学体系，要想理解它，发展它，就要有传统的思维，就要读好四书五经，掌握文字、音韵、训诂、校勘等知识，否则，用现代医学思想去附会中医，那只会南辕北辙，从而怀疑中医，甚至否定中医，最终自我毁灭中医。”因此，医学院、高校等中医教育、继续教育机构应改进科目设置，适当加大中国传统文化的学习比重，除了必修课开设《医古文》以外，应增加《古代汉语》《中国古代哲学基础》《中国传统文化导论》《中外医学史》等课程作为必修课，以增加中医学子对传统文化的了解。定期由教授开出书籍让中医学子阅读，内容可包括《论语》《大学》《道德经》《中国通史》等中国传统文化代表，经典诗词歌赋、古今哲学等等，从而达到扎实传统文化根基，开阔视野的目的。“磨刀不误砍柴工”，营造一个良好的中国传统文化氛围有助于中医学子对经典进一步理解，进一步做到博学而专（古文化知识博学，中医精专），强化中医学子的文学、医学底蕴，为未来临床实践有所“悟”通打下坚实的基础。

（2）通过临床实践坚定中医信念并转化为传承发展的动力。

中医学是中华民族在长期的生产与生活实践中认识生命、维护健康、战胜疾病的宝贵经验总结，是在长期的医疗实践中积累了丰富的防治疾病的经验，并在此基础上形成了独特的理论体系。熊继柏强调中医的理论虽然抽象，但绝非空洞浮泛的理论，中医学的理论是古代先贤在实践中逐步认识、总结升华之后形成的。学习中医必须通过临床实践才能加深对中医理论的认识。《黄帝内经》曰“善言天者，必应于人；善言古者，必验于今；善言气者，必彰于物”，便是强调理论要联系实践。理论来源于实践，并且有指导临床实践的现实意义，所以，在学习中医理论的时候一定要结合各种类型的实践活动，比如亲自去把脉体会各种脉象的真实含义，去观察舌象等。在学习中药的时候，可以去中药房品尝其气味，或是去野外找相应的药材观察其具体的形态和生长的环境，通过实践探索的方式去学习，不仅可以有更加生动深刻的印象，也会激发起学习的兴趣，取得更好的学习效果。中医的经验靠实践来积累，学习中医理论始终不能脱离实践，早临床、多临床、反反复复临床才符合中医药人才的培养规律。在临床学习和实践的过程中，通过感性认识可以加深对中医理论的理解，在实践中遇到需要解决的问题可以激发学习热情，去探索寻求答案。熊继柏反复强调中医的生命力在于临床，中医的真正硬功夫是在临床，在临床上能起死回生，那才是真功夫。当今大学生学习中医虽然能够具体系统全面，有系统的教材，如《中医基础理论》《中医诊断学》《中药学》《方剂学》《中医内科学》《中医外科学》等，但在专业的深度上不够。其次，在整个学习中医的过程中多是理论，缺乏临床实践，或是临床实践多以西医为主，其结果直接导致很多中医专业的学生中医的临床能力不足，甚至不能运用中医处理常见的感冒之类的简单疾病。所以说，如果学习中医只注重研究中医理论而忽视中医临床实践，或是只注重以西医为主的临床实践，只会失去学习中医的意义，也会导致群众不相信中医，从而失去广大的群众基础，阻碍中医的发展。因此，学习中医更应该注重中医特色的临床实践，在临床上要应用中医的理法方药去治病，可以参考西医的诊断，但不可以丢弃中医在整体观念指导下的辨证论治原则。

（3）夯实中医基础，重视中医经典。

熊继柏指出学好经典是学好中医的必由之路，作为中医院校的本科生、研究生，除了学好专业课的教科书之外，还有必要阅读一些古典医籍的原著，刚开始可以阅读比较浅显易懂的书籍，比如《药性赋》《药性歌括四百味》《汤头歌诀》《医学三字经》《时方妙用》《医学心语》《医宗金鉴》等，随着学习的深入可以研读比较高深的中医经典著作，如《黄帝内经》《伤寒论》《金匮要略》《温病条辨》等。中医四大经典对中医学的发展影响巨大而深远，奠定了整个中医学的理论基础，是临床辨证论治的源泉所在，其所创立和阐发的医学理论、医学思想、医学模式及诊疗方法、处方用药等，至今仍有效地指导着临床，故熟记经典是学好中医很重要的方法。首先，需要注意的是，在学习中医经典的时候要熟读原著，这样可以避免因为注解中人为的错误而曲解经文的原意或是使其复杂化。学习的过程中采用熟读和深思相结合的方法，边理解边记忆，不可以单纯死记硬背，这样才能为在临床上运用自如打下基础，起到事半功倍的效果。其次，要注意各种书籍知识之间的融会贯通、相互联系对比等，比如在学习《伤寒论》的时候可以与《金匮要略》《黄帝内经》《温病条辨》《中医内科学》《中医诊断学》《中医方剂学》中的内容相互联系对比，从而达到融会贯通的效果。

国医大师们在特殊的国情和特殊的时代背景下不约而同地选择了中医药事业，成就了一条条辉煌的大医之路。这一条条名医之路在现代中医学史上留下了不可磨灭的足迹，我们必须不断探寻和研究他们在这条道路上留下的成长规律，为一批立志传承岐黄薪火的新一代中医人提供宝贵的经验财富。

二、名医名家临证实践展示

国医大师是从全国中医药系统从事临床工作的中医药（包括民族医药）人员中遴选出来的具有丰富临床经验的中医药学者，他们品德高尚，中医药理论造诣深厚，学术成就卓越，在全国及行业内具有重大影响，在群众中享有很高声誉，获得社会广泛赞誉，为发展中医药事业作出了突出的贡献。评选国医大师有利于弘扬中医药的优秀文化，有利于促进中医药学术思想和临床经验的传承，有利于振奋中医药行业精神、凝聚行业力量，有利于营造全社会关心支持中医药事业发展的良好环境。国医大师们从医数十年，都具有丰富的临床经验，囿于篇幅限制，这里只选择五位国医大师，对他们的学术思想和临证经验做简要的介绍，通过对他们学术思想及临证经验的了解，增加我们中医从业者的专业自信和文化自信。

1. 邓铁涛

邓铁涛（1916—2019），国医大师，广东省开平县人，中医内科专家。邓老认为老百姓需要中医，中医能够帮病人解除痛苦！这就是中医的生命力所在。他呼吁中医人一定要有坚定的信念，要有以中医为己任的思想，为中医的振兴贡献自己的一切。他从事中医医疗、教学与科研工作60多年，在重症肌无力、冠心病、高血压、中风、慢性胃炎、慢性肝炎、肝硬化、糖尿病、红斑狼疮、硬皮病的诊治及危重病的抢救方面具有丰富的经验。2003年“非典”时期，邓铁涛教授较早发表论著《论中医诊治“非典”》，为中医药防治SARS提供技术指导，被国家中医药管理局任命为抗“非典”专家顾问组组长，他提出治疗病毒性热病从痰瘀痹辨证的理论，荣获中华中医药学会“中医药抗‘非典’特殊贡献奖”。他在90多岁高龄时，仍不断探索临床新领域，与广东省中医院心脏中心合作，开展围心脏手术期的中医药治疗研究，大大提高了心脏病人对手术的适应能力，促进了术后的康复。

邓铁涛既重视理论又着力于临床，对中医理论有较深造诣，先后对五脏相关学说、脾胃学说、痰瘀相关学说、伤寒与温病之关系、中医诊法与辨证、中医教育思想、中药新药开发、医史文献研究、岭南地域医学研究等，提出了很多有价值的学术论点，对现代中医理论的丰富与发展产生了积极的影响。他提出的“五脏相关学说”，凝聚了对中医理论继承与发展的高度认识。他认为，中医五行学说在历史上起过积极作用，五行学说的核心是五脏相关，但是中医脏腑学说的发展又在许多方面超越了五行学说，因此他提出，现代应以“五脏相关学说”取代“五行学说”，确立了“五脏相关”这一中医基础理论的重要学术地位。邓铁涛亦一直以五脏相关学说指导其临床，取得了显著的成效。他强调伤寒学说孕育了温病学说，温病派是伤寒派的发展，倡导寒温融合以构建中医发热病学。邓铁涛临证重视气血的调理和痰瘀的辨治，推崇王清任、王孟英、叶天士等医家学说。认为痰与瘀都是津液的病变，痰是瘀的早期阶段，瘀是痰的进一步发展，同时又都是致病之因素，常相互为患，因而提出了“痰瘀相关”的学术观点。邓铁涛提出把中医基础理论中望闻问切四诊与辨证部分内容独立出来，加以系统化形成独立的学科——中医诊断学。他提出“临床史观”，要求临床研究医史学者不可脱离临床，才能准确地分析史论和史料；要求临床家认真研究医史，才能从医史中汲取有益的经验教训，分辨理论、学说的长短，有所发明创新。

2. 颜德馨

颜德馨（1920—2017），国医大师，江苏省丹阳县人，著名中医理论家、中医临床学家。长期从事疑难病症研究，学术上推崇气血学说，诊治疑难病症以“气为百病之长”“血为百病之胎”为纲，根据疑难病症缠绵难愈、证候复杂等特点，倡导“久病必有瘀、怪病必有瘀”的理论，并提出“疏其血气，令其条达而致和平”是治疗疑难病症的主要治则，创立治疗疾病的“衡法”观点，为诊治疑难病症建立了一套新的理论和治疗方法。

颜德馨经历过国破家亡，经历过战争和内乱，经历过十年浩劫与改革开放，亲眼看见很多中医同行改行或变成西医师，深深体会到以中医行世之不易。因而他提倡发扬中医药要有勇于承担一切责任，什么事情都敢走在前面的勇气。他忠于中医，即使在最艰苦的日子里也没有放弃。他认为越是苦，越是坚持，越是能得到锻炼。为了使中医发扬光大，临床中他甚至“抢病人”过来用中医方法治疗；并且将自己的经验公之于杂志供大家学习，同时还不辞辛劳开展科研，以现代科学技术验证中医的有效性。他信奉“做事情，不是为别人做，而是为自己做，为中医做”，对中医药有坚定的信念。他并不排斥现代医学，但是他指出：作为中医，必须确保中医的主体地位不能丢，必须确保用中医的思维来看病，我们应该把包括现代医学在内的一切先进科技成果拿来，为我所用，拓展中医的内涵和外延。

颜德馨擅长疑难病症及急性病的诊治，例如对失眠症的治疗，颜德馨教授总结前人经验，将造成失眠的原因归纳为七情内伤、肝郁血瘀、久病、年老以及禀赋不足、饮食不节、暴受惊骇等五大类。颜德馨认为，虽然失眠的病因涉及五脏六腑，但其病机主要与营卫气血运行失度密切相关。患者往往先是由情志失调导致失眠，继而失眠反过来又加剧了情志的混乱，造成气血失衡。因此，治疗失眠关键在于调畅脏腑气血，在脏腑中肝是主谋虑、疏泄和藏魂的，与气血调畅的关系最为密切，于是“治肝为先，调畅气血枢机”就成为治疗顽固性不寐的最佳方法。关于失眠症的治疗，颜德馨常根据不同的情况施以归脾汤、逍遥散、黄连温胆汤等处方，并随证加减，效如桴鼓。颜德馨曾开创性地运用雄黄粉（主要成分为三氧化二砷）治疗白血病，成为国内最早使用“毒药”有效治疗急慢性白血病的中医代表。颜德馨有一次应邀去其他医院会诊，当时患者情况很危急，治疗方案不够明确，同时用着内服、外用的西药多达21种。他经舌苔、把脉等细致诊疗后，果断地将所有的西药全部停掉，而改用中药桂枝汤进行治疗。结果，三剂药之后，患者奇迹般地出现了好转。颜德馨常说“中医是善术”，希望中医有一天能真正扬眉吐气，能真正获得社会的尊重，能让中医按照中医本来的样子去治病救人，发挥它应有的作用。但他也认为，现在真正合格的中医越来越少了，假中医大行其道，他们不仅没能完全掌握中医看病的方法，甚至改变了中医看病的方法，大大影响了中医的名声。

3. 王琦

王琦，1943年2月生，江苏省高邮市人，国医大师，中国工程院院士，北京中医药大学终身教授，博士生导师。他构建了中医体质学和中医男科学体系，主编出版了第一部中医体质学专著《中医体质学说》，对过敏体质与肥胖体质的研究达到了国内外先进水平。以王琦为代表人物的中医体质学派被国家中医药管理局“中医学术流派课题组”列为中医当代学术流派。作为中医男科学的创始人，他主编出版了第一部男科系统专著《中医男科学》，将男科分化成一门独立的临床学科。由他创立的“阳痿从肝论治”等理论，带来了男科疾病诊治的重大变革。由王琦教授主持的研究中医腹诊的部级课题，挽救了我国濒临失传的宝贵诊疗方法——腹诊，在中日医学界产生巨大影响。王琦教授创立了体质辨识法，制订了首部《中医体质分类与判定》行业标准，由中华中医药学会颁布，在全国173家治未病中心应用。体质辨识法被纳入《国家基本公共卫生服务规范》及其项目，被写入卫生部深化医改的相关文件，使中医药首次进入国家公共卫生服务体系。

王琦教授在男科疾病、过敏性疾病和代谢性疾病等的治疗上有丰富的临床经验。针对男性不育、勃起功能障碍，提出“精室论”“宗筋论”，并针对这两类疾病研制出新药“黄精赞育胶囊”和“疏肝益阳胶囊”。王琦治疗过敏性疾病，从改变过敏体质入手，针对变异性哮喘、变应性鼻炎、荨麻疹等过敏性疾病，制订调节过敏体质系列方药；治疗代谢性疾病则从改变痰湿体质入手，针对肥胖、高脂血症、痛风等代谢性疾病，制订化痰祛湿系列方。

王琦教授主张行医不能只看人的病，更要看病的人，把辨体、辨病、辨证结合起来。他指出中医要被国内外认可，首先应基于临床疗效，但这只是“术”的范畴，还要上升到“道”的层面，必须形成自己原创的理论体系。王琦总是说，他首先是一名医生，其次才是一个学者。“如果你只搞科研，那就一意求真、一心向学就足够了。但你作为一个医生，不抱善念、没有怜悯之心，就不可能真正了解病人的诉求，那你肯定看不好病。”

4. 刘尚义

刘尚义，1942年12月生，贵州大方人，国医大师，贵阳中医学院第一附属医院主任医师，教授，博士生导师。刘尚义教授从医50余载，临床实践中注重守成和创新，在继承葛氏疡科经验的基础上，对疮疡疾病的治疗形成了自己独特的治疗理念，传承于疡科并不拘于疡科，并大胆提出“在内之膜如在外之肤，在外之肤如在内之膜，肤膜同病，肤膜同位，异病同治”的膜病理论，治法强调“平衡阴阳，损有余，补不足，内外修治”。针对肿瘤治疗，他创新性地总结出，手术后未放化疗者，以扶正固本治疗为主，宜用补脾肾、养气血之品；手术放化疗后应益气养阴，滋补肝肾，调和脾胃，达到减毒增效的目的；对无法手术及放化疗者，宜用活血化瘀、软坚散结、扶正固本之品，改善症状，减轻疼痛，提高生存质量，延长生存期。并强调治疗肿瘤须辨证与辨病相结合，经方应用不要泥古，当变则变。刘尚义教授治男女科疾病临床经验丰富，独具特色，重视肝、肾、脾胃。认为男子以补肾填精为要，女子以调肝养血为先，主张“男药女用”“女药男用”，重视局部微观辨证，提出妇科膜病理论，重视风药，倡导膜络同治，肤药疗膜病，用外疡科的诊疗思路及用药经验治疗女科疾病。

刘尚义穷医道之精髓，传仁医之博爱。虽已古稀之年，仍坚持每周出诊，其处方药少力专，常用药不超过九味，价格低廉，却药性灵活。刘尚义亦儒亦医，酷爱读书，博采众长，勤求古训，幼时喜好文、史、哲类书籍，从医后系统学习中医经典，多年来从事中医基础教学，使他对中医理论系统有了更加深刻的理解。他还多方收集全国各地名家中医医案，揣测领悟，对《程杏轩医案》《王孟英医案》《张聿青医案》等研究较深，力图在辨证施治上承接古人遗绪。

5. 周信有

周信有（1921—2018），山东省牟平人，国医大师，甘肃中医药大学终身教授，著名中医学家，中医教育家。周信有出生在山东，少年时随父亲迁到辽宁安东（今丹东市）生活并学习中医，从此走上中医之路。20世纪60年代被选调到北京中医学院，70年代为支持西北建设举家迁往甘肃。长期从事《内经》教学，对《内经》理论研究颇深，是内经学研究领域的开拓者和奠基人之一，特别是对内经五行学说、藏象学说、气血理论、运气学说等均有独到见解，被誉为“西北内经泰斗”。他认为临床诊疗是中医药最重要的实验室，中医不能没有临床，离开了临床中医搞不出新的东西。长期的临床实践，使周信有深谙经文精髓，在《内经》授课时，注重突出其整体性、哲理性和实践性，并善于以《内经》整体观，系统观和辩证观的哲学观点与方法分析问题与指导临床科研工作。周信有教授的学术思想渊源于《内经》。他曾指出，尽管《内经》博大精深，涉猎广泛，但自始至终贯穿一条主线，就是统领全局的整体观、系统观和辩证观的哲学思想。这一基本观点，使中医学形成了一套完整而独特的理论体系，同时也形成了中医在认识疾病和处理疾病时的独特的思维方法：即从宏观的、联系的、动态的角度去观察人体生理和病理，用整体调节的方法去协调阴阳，以达恢复机体平衡、治疗疾病的目的。

周信有在临床上提倡宏观辨证与微观辨证相结合的辨证方法。如他在分析各类“肝病”的病理机制时说：“肝病患者尽管病程不同，证型各异，但在微观辨证方面，常有共同的病理基础，如肝细胞不同程度的变性与坏死、肝纤维组织的增生、肝微循环的障碍等。这些微观病理变化可以贯穿于肝脏病变的始终，它们有的可以同时反应于宏观表现之中，有的却未能及时得到反应。辨证时，只有既重视宏观证候表现，又不忽略微观病理变化，才能准确把握病机，抓住共性，区别个性，采取更有针对性的治疗措施。”周信有这一见解，为临床采取综合措施治疗各种肝病提供了理论依据。另外，周信有还指出“微观辨证”对中医判断临床疗效提供了更为明确的客观指标。在临床实践中，他遵古而不泥古，形成了自己独到的临证思路与遣方用药特点，能够“复方多法、综合运用、整体调节”，在处理诸多疑难重症时往往得心应手，对肝病、血液病、冠心病、肺心病、痹症等中西疾病，均有心得体会。所创方药，配伍精当，疗效确切，相继研制出治疗病毒性肝炎和冠心病的新药“舒肝消积丸”和“心痹舒胶囊”，为人类的健康事业作出了贡献。

周信有强调“发展中医，必须保持中医特色，发挥所长，推陈致新”。“在现代科学发展的时代，中医传统‘宏观辨证’的方法，应与建立在现代科学基础上的‘微观辨证’的方法有机结合，互相补充，这对发展中医很有必要。但必须明确，中医运用微观辨证，同中医运用传统宏观辨证一样，都必须突出中医特色，以中医整体系统的方法为指导，运用中医理、法、方、药来辨证施治，不能走西医诊断、中医治疗的道路。”

第三节

坚持理论与实践相结合，促进中医药可持续发展

中医药学是中华文化的瑰宝，是中华文明的结晶，是我国人民在长期与疾病斗争的实践中创造的医学科学。几千年来，中医药作为抵御疾病、维护健康的重要手段，为中华民族的繁衍昌盛作出了不可磨灭的贡献。中医是一门实践科学，理论与实践是中医发展的不可缺少的两个方面，一直以来是中医药发展的重要论题。中医药学经过了几千年的发展，形成了一套独特的理论和方法体系，对亚洲乃至世界医学都产生过巨大影响。然而中医药发展并不尽人意，究其关键原因，是理论滞后，临床萎缩，理论与实践严重脱节。要振兴中医，就必须发展和创新理论，并把理论不断运用到维护人民健康、防病治病的实践中去。中医理论与实践的密切结合，是促进中医事业生存和可持续发展的关键。《黄帝内经》《伤寒论》《金匮要略》《温病条辨》是中医学发展史上具有里程碑意义的四部经典著作，中医经典不仅是中医理论的基础，更是中医临床的基石。中医经典理论对临证实践具有重要的指导价值。纵观古今中医名家，无不谙熟中医经典理论而创新立说，并实践于临床。“学经典，做临床”，精究中医经典理论，并运用到临床实践中去，理论与实践紧密结合，才能促进中医药可持续发展。

一、熟读经典、善于深入思考，理论更加有效指导实践，促进中医药可持续发展

中医学理论博大精深，中医典籍是历代医家毕生心血的结晶，是几千年中医发展与创新的见证，历经数千年的临床验证而经久不衰，因此，“做名医，读经典”一直是中医莘莘学子的座右铭。近代各位中医大家的成长轨迹也验证了这一真理，凡成一代大家者，必熟读、领悟经典，以知其源、溯其流，指导临床而终有所成就。

1. 熟读经典，领略经典语句的奥妙，为中医临床实践提供扎实的理论基础，促进中医药可持续发展

学习经典首先要熟读经典，谙熟经典。典籍蕴含医学之精华，是历代医家经验、智慧的结晶，是培养中医思维的源泉。王冰云：“将升岱岳，非径奚为；欲诣扶桑，无舟莫适。”其所说的“径”和“舟”就是指历代医家之典籍，说明想入门中医学领域并达到一定的高度，就必须熟读《黄帝内经》《伤寒杂病论》《难经》等经典医籍，学习其中解决问题的方法，从而有效地指导临床。熟谙先辈经典著作也是中医学史理论创新突破的基础。如河间学派代表人物刘完素，就是以《素问·至真要大论》中火热病为基础，扩大病证范围，并对病机加以详细阐述后形成了火热论。熟读经典并不意味着死读、死记原文，而是要在非常熟悉经典原文的基础上提纲挈领，领会中医经典之精髓。经典著作中蕴含许多点睛之语，如《黄帝内经》说：“心主神明，主明则下安，主不明则十二官危，使道不通，形乃大伤。”中医认为人的五脏六腑都归心所主，也就是说只有心神安定，五脏六腑才能得以安宁。这种理论对养生，还有抑郁症、失眠的治疗具有很好的临床指导意义。以此理论为指导，也可以很好地对病人进行心理疏导。如临床上“病急乱投医”的现象不少，就是病人一旦知道自己有病，心乱了，主不明了，整个人也就乱了，会严重影响疾病的治疗效果。作为医生，就应运用这样的经典理论对病人进行安抚、

疏导，让其主明则下安，达到治愈之目的。还有如《素问·六微旨大论》指出："升降出入，无器不有。"提示人要保持健康，就必须做到脏腑、经络、气化的升降出入协调有序，临床上要以调节脏腑、经络为气机准则，肺气逆者降之，肝气旺者疏之，脾气陷者升之，还有针灸、推拿等常用的下病上取、上病下取，俞穴治疗脏腑疾病等都是以升降出入理论为指导。另外《黄帝内经》中"有故无殒，亦无殒也"，《伤寒杂病论》中"观其脉证，知犯何逆，随证治之""五脏元真通畅，人即安和""见肝之病，知肝传脾"等经典语句，都寓意深邃，用于指导临床，奇妙无穷。对经典医籍中这些点睛之语，要"学而时习之"，不断"温故而知新"，领会经典语句奥妙之处，临床时才能运用自如。

2. 善于思考，明确中医经典思路，建立起符合中医特点的思维方式，理论才能更好指导实践，促进中医药可持续发展

（1）善于领悟经典之"法"

运用经典理论重在善于思考，明确思路，而不是在于记住一药与一方。《伤寒论》《金匮要略》之方有经方之称，固然经典、重要，但《伤寒论》《金匮要略》最可贵之处却在于张仲景留给我们的临床思维。《伤寒杂病论》问世到现在已经有几千年，社会在不断发展，环境在不断变化，临床上疾病以及病人的特点当然也在变化，如果我们学习经典还只停留在一方或者一药，必然会出现不适应现代临床发展之处。面对全新的疾病，临床要找到出路，找到更好的契合点，就必须明确中医经典医籍和名医名家的辨证思路、理法方药的运用特点，以经典医籍的独特思路来指导临床，才能以不变应万变，提高临床疗效和服务能力。如2003年"非典"肆虐全国，人心惶惶，这是一个全新的疾病，中医典籍中并无记载，而中医大家运用温病的辨治思路，认为疫病当以四时之气为因，辨证施治以三焦辨证和卫气营血辨证互参，开方处药，临证不乱，疗效卓著。再如北京中医药大学陈明教授用麻黄汤加减治疗小便不利及闭经，黄煌教授运用芍药甘草汤加减治疗全身各种痉挛性疼痛、用白虎汤加减治疗甲状腺功能亢进症和暴崩等均是《伤寒论》六经辨证“有是证用是药”思路的具体运用。“医者，意也”，唐太宗在《帝范》中说：“取法于上，仅得为中，取法于中，不免为下。”“法”即“思路”，中医经典之“法”为上法，其辨证思路是先辈思维智慧的集中体现，是辩证法的典范。熟读经典，领悟透彻，明晓其思路，建立起符合中医特点的思维方式，才能把辨证论治了然于心，才能阴阳汇通，更好地为社会服务，更好地促进中医理论的发展，更好地强大中医。

（2）善于贯通各家

中医经典古籍颇多，用汗牛充栋来形容不为之过，有大家为之熟悉的，如《黄帝内经》《伤寒杂病论》《难经》等，也有大家不熟悉的，如《中藏经》等。有内科的、妇科、外科的，也有儿科的。而一个人一生的时间和精力非常有限，以有限的时间和精力挖掘中华文明几千年的文化宝藏，最终可能忙忙碌碌而无一为精，临床也就会平平淡淡，有效者有之，无效者更有之。鉴于此，学习经典要根据自己研究的领域，不拘一格，找到一本最适合自己的经典医书，选中之后，重点研究，研究深，研究透，在此基础上触类旁通。博览群书，要法于经典，采撷各家，最终总结出自己学术之思想，以最有效的方法、最短的时间到达中医学术研究成功之彼岸。如国医大师贺普仁研读针灸古籍，尤其是精研《针灸甲乙经》，旁通《黄帝内经》《难经》，根据自己的临床实践经验不断总结，最终创立了独具特色的贺氏“三通法”针灸治疗学术体系。洛阳郭氏正骨传承人在继承前人经验的前提下，潜心研究《医宗金鉴·正骨心法要旨》，揣摩其正骨八法，并不断融汇新知识、新技术，总结出了具有郭氏正骨特色的现代正骨八法，并不断丰富、发展。

（3）善于研究医案

典型医案的整理与学习是经典与实践相联系的桥梁。中医医案是中医记录、剖析临床个案诊疗全过程的传统临证文本，是中医临床实践活动的真实记录，它保存了中医治疗疾病的第一手资料，是中医医家临证经验和临证思辨特点的直接与集中反映，特色鲜明，在中医学术领域和名老中医临证经验、学术思想传承研究中都具有极其重要的地位。著名医家秦伯未前辈曾指出：“合病理、治病于一，而融会贯通，卓然成一家言，为后世法者，厥惟医案。”自古以来，案例教学法在中医传承中就占有很重要的地位，通过整理、研究医案，能够全面、切实地探究中医学术流派的形成和发展脉络。清代著名大家章太炎先生说：“中医之成绩，医案最著，欲求前人之经验心得，医案最有线索可寻，循此钻研，事半功倍。”并指出“中医之成绩，医案最著。”如《温病条辨》这部巨著，就是吴鞠通在研读《临证指南医案》的基础上，结合自己的临床经验，并加以发挥、创造而成。中医名家医案是一代又一代中医在研习、临证、传承的实践中，不断继承、不断发展、不断实践、不断创新的结晶，是指导后承者的临证范本。特别是名老中医典型医案，特点鲜明、记录真实、资料完备、难度高、医案要素齐备，最能真实体现名家学术思想。通过学习这些典型医案，能直接体会医家的临证思路和用药特色，尤其是一些以经典原文或者思维指导临床、行之有效的典型医案，能很好地诠释经典原文和内涵，更加容易彰显经典思维的精髓，能够深化经典思维对临证指导作用的认识，使看似深奥、抽象的经典简单化、明了化。

二、知行统一、勤于临床实践，强大中医药人才队伍，促进中医药可持续发展

习近平总书记在2019年学校思想政治理论课教师座谈会上指出“努力培养担当民族复兴大任的时代新人”，指明了新时代高校思想政治工作的前进方向。并且重申，“办好思想政治理论课，最根本的是要全面贯彻党的教育方针，解决好培养什么人、怎样培养人、为谁培养人这个根本问题。”从“中国梦”的面向，让学生认清自己的时

代责任与使命，让学生的“正确政治方向”落实到知行统一的生命个体实践中去。中医是中国的国粹，博大精深，中医药治病体现了“简、便、廉、验”等特点，人们需要中医，更需要发展中医，强大中医。而发展中医的关键是中医药人才，强大的中医药人才队伍，是促进中医药可持续发展的根本。

1. 中医的生命力在于临床，中医只有勤于临床，才能成为骨干人才，促进中医药可持续发展

中医是一门实践性很强的学科。实践出真知，中医没有临床实践很难体会其中之奥妙，只有加强临床实践，才能对中医有更深入的认识和理解。纵观历代名家成长之路，无一不是在临证中摸滚、跌爬，用心体会，总结经验，精通临证而功成名就。如国医大师李振华17岁随父从侍诊到试诊、试方再到独立诊病，从医60余年，刻苦钻研，精心临床，行出真知，名扬内外；周仲瑛十几岁就涉猎群书，经常跟父出诊，不到20岁就亲自临床，不论亲疏，不避污秽，终成大家。如此之例，不胜枚举。名家李辅仁先生总结自己的成才之路，提出“中医学是实践医学，晦涩抽象的中医学理论只有在病人身上，在临床实践中才会变得异常灵动与直观”之观点；名老中医贺本绪先生也提出“学贵有恒，实践第一”之感慨。“做临床，重临床，多临床”是中医人才培养一贯遵循的信念，中医必须回归临床。中医骨干人才必须精通临证，加强中医临床，理论联系实际，知行合一，注重治病，勇于实践，才能促进中医药可持续发展。

2. 中医重视师承，中医要精研师学，博采众长，才能成为骨干人才，促进中医药可持续发展

现代院校教育已成为中医药教育的主体，教学内容全面、规范，课程也已形成体系，并实行了专科、本科、硕士、博士等不同层次的教育，也是为了适应不断发展的各层次医疗、科研、教学单位的需要。但由于院校教育学生的学习主要以课堂教学为主，背书本、记概念、应付考试是他们的主要任务，就是有临床机会，也由于场地、教师等资源有限，大都是走走过场，学生并没有真正接触临床，所以，一到临床，学生往往不能适应，临床操作能力差，不敢临床操作。这样，在一定程度上会打击中医药学子的临床信心。在几千年的中医药学发展长河中，师徒传承的师承教育是培养中医药人才的可靠模式。师承教育的最大优势就是以临证贯穿教学过程的始终，能因材施教，步骤缜密，学生在每天随师侍诊的过程中把课堂的理论与师傅的临床经验逐渐贯穿，更深刻理解理论，扎实临床功底，并逐渐验证中医理论的可行性，优越性，从而提高中医临床能力和信心。国医大师邓铁涛老前辈曾说："中医教育的危机从根本上说就是信心的危机。中医教育最大的失败就是没有能够解决学生的信心问题。"几千年来，师承教育模式造就了一大批医术精湛、名扬内外、德才兼备的临床型、实战型名医。曾智对王玉川等30名"国医大师"的成长、行医之路进行探寻总结，发现虽然院校培养成才者有之，自学成才者有之，但大都是通过师徒授受和世医家传的方式，接力棒式地传承着深奥中医学术之精髓。因此，为了传承并兴旺当代名老中医的学术特色和临床精髓，师承教育的优化实行又被提上了日程，现代中医师承教育重新开启。近年来，为继承并发扬中医的学术思想，培养新一代的中医临床骨干乃至名医，在全国范围内相继开展了"跟名师"的师承教育活动，在中医药人才培养上取得了卓越的成效。每个师承老师都有自己的临床思想、诊疗风格、学术体系，学生学习、总结老师的学术精髓要注意力集中，全面总结，要精研师学，善于学习和继承老师的思维方法、独特经验以及医风医德。但也不要受门户学派的限制，只重一师之技、一家之言。在一师全承的基础上也要善于汲取适合自己专业的新理论、新知识、新方法、新技术和民间医药之经验，博采众长，全面学习，兼收并受，尽早成为中医临床骨干人才。

3. 中医重视整体观，中医适宜技术丰富，中医要旁通诸术，才能成为骨干人才，促进中医药可持续发展

中医药学术、专业水平是中医药事业繁荣的生命线。"精究方术”“思求经旨，演其所知”，严以律己，潜心钻研，全力以赴，精通中医专业，熟悉中医药基本理论，精通经典，博采众长，不断获取中医药技术和方法，强大自身专业水平，驭繁就简，真正做到“上以疗君亲之疾，下以救贫贱之厄，中以保身长全以养其生”，切实提高中医临床服务能力，做一名真中医，好中医，要么精通开方，要么推拿或针灸技术娴熟，要么擅长理疗。但中医治病讲究整体观，不仅仅是在诊断、辨证、治法方面需要整体观思维，在治疗手段上同样要有整体观思维，中医治疗手段颇多，如果能综合运用，将达到意想不到的效果，大大提高临床疗效。《黄帝内经》中提到的治疗手段有针、灸、罐、药、推拿五种，在很多疾病中需综合选择几种手段，如《素问·玉机真藏论》提到黄疸病治法就说：“……发疸，腹中热，烦心出黄时，可按、可药、可浴。”提出黄疸病可以用针灸、药物内服及外洗法等多种治疗方法。《玉机真脏论》治疗脾风的方法上也提出了“可按、可药、可浴的综合疗法”；《至真要大论》指出的“摩之，浴之”治疗方法，也体现了中医综合多种治疗方法的重要性。开方的医生，要懂推拿和针灸；针灸、推拿医生也要懂中医辨证，并能开方，一术贯通旁术，临床才能如鱼得水，得心应手，提高疗效，强大中医。

医药学术进步与中医药事业发展的兴衰，取决于是否培养、储备、使用真正的中医人才。中医人才，就是中医的未来。做强中医药队伍是做强中医药事业的根本，而做强中医药教育是做强中医药队伍的根本。培养高水平的中医药人才离不开中医经典，“读经典，做临床”，知行统一，坚持理论与临床实践相结合，培养出越来越多的新时代的中医药人才，中医药事业也就会得到越来越好的继承与发展。

参考文献

[1]习近平．关于实现中华民族伟大复兴的中国梦论述摘编[M]．北京：中央文献出版社，2013.
[2]习近平．习近平谈治国理政[M]．北京：外文出版社，2014.
[3]傅延龄，马艳红．国外中医药发展概况[M]．北京：中国中医药出版社，2005.
[4]严健民．远古中国医学史[M]．北京：中医古籍出版社．2006.
[5]李少林．明清文化大观[M]．呼和浩特：内蒙古人民出版社，2006.
[6]孙广仁．中医基础理论[M]．北京：中国中医药出版社。2007.
[7]沈兰荪．中国舌象的采集与分析[M]．北京：北京工业大学出版社，2007.
[8]万德光．中药品质研究——理论、方法与实践[M]．上海：上海科学技术出版社，2008.
[9]曲黎敏．中医与传统文化[M]．北京：人民卫生出版社．2009.
[10]李成文．中医史[M]．北京：人民军医出版社，2009.
[11]王忆勤．中医面诊与计算机辅助诊断[M]．上海：上海科学技术出版社，2010.
[12]张伯礼，王永炎．组分配伍研制现代中药的理论与实践[M]．沈阳：辽宁科学技术出版社，2010.
[13]黄辉，王惟恒．中医文明之旅[M]．北京：人民军医出版社，2012.

[14]张伯礼，石鹏建，洪净．中医药高等教育发展战略研究[M]．北京：中国中医药出版社，2013.
[15]王振国，张大庆．中外医学史[M]．北京：中国中医药出版社，2013.
[16]周亚东．品读中西医文化[M]．北京：中国中医药出版社，2016.
[17]梁永宣．中国医学史[M]．北京：人民卫生出版社．2016.
[18]陈士林．本草基因组学[M]．北京：科学出版社，2017.
[19]周文琴．中医人文护理实践[M]．上海：上海科学技术出版社．2018.
[20]马宝璋．中医妇科学[M]．上海：上海科学技术出版社，2018.
[21]张伯礼，李振吉．中国中医药重大理论传承创新典藏[M]．北京：中国中医药出版社，2018.
[22]何清湖，司银楚．中医与中国传统文化[M]．北京：人民卫生出版社．2018.
[23]徐荣庆，周珩．论秦汉、晋唐、宋元中医发展的成就[J]．南京中医药大学学报（社会科学版），2000（01）：23-28.
[24]卞益华．浅谈中医预防医学的特点．江苏中医药，2005，26（9）：39-40.
[25]步瑞兰．简论儒之门户分于宋与医之门户分于金元——简论理学对中医学之影响[J]．医学与哲学（人文社会医学版），2006（02）：59-60.
[26]张伯礼．推动方剂的现代研究[J]．中国天然药物，2006，4（5）：321.
[27]马治国，周芳．中医药传统知识保护立法价值研究[J]．西安交通大学学报（社会科学版），2008，28（1）：44-49.
[28]孙涛．以“治未病”理念为指导发挥中医药调治亚健康优势——积极探索构建中医特色预防保健服务体系的一点思考[J]．中医药管理杂志，2009，17（01）：12-15.
[29]王忆勤，李福凤等．中医四诊信息采集与分析方法探讨[J]．中华中医药杂志，2009（11）：1397-1404.
[30]梁佳颖．浅谈中医在疾病预防中的优势与不足[J]．国际中医中药杂志，2009，31（5）：480-481.
[31]张宗明．中国传统文化是中医学的根——访南京中医药大学中医文化教育专家吉文辉教授[J]．南京中医药大学学报（社会科学版），2011，12（04）：187-194.

[32]胡冬裴，李小茜．魏晋南北朝时期中医外治法特点研究[J]．北京中医药，2010，29（02）：104-108.
[33]王毅，高秀梅等．论建立基于网络生物学的现代中药创制方法学[J]．中国中药杂志，2011，36（2）：228-230.
[34]王一川．我国文化软实力调查表明——中医是中华文化十大要素之一[J]．中医药临床杂志，2011（3）：200-200.
[35]任硕兰，刘晓明等．国外中医医疗机构发展现状分析[J]．中医药管理杂志，2011（05）：72-74.
[36]陈晓辰，宋经元等．宏基因组学与道地药材研究[J]．中草药，2012（12）：2315-2320.
[37]胡广芹，陆小左等．对中医诊疗设备发展的探讨[J]．中国医学装备，2012（2）：35-38.
[38]李连达．中医药科研要基于临床实践．健康报（中医周刊），2012-10-17（5版）.
[39]秦芳．我国中医药的历史沿革与发展综述[J]．中国民族民间医药，2012，21（08）：12-20.
[40]张巧霞，郑立柱．宋代理学思想对后世医学的影响[J]．河北学刊，2013，33（03）：172-175.
[41]张宇．中国医政史研究[D]．黑龙江中医药大学，2014.
[42]王薇，谢雁鸣等．基于HIS真实世界52350例肺癌患者中医诊治特征分析．中国中医基础医学杂志，2014，20（10）：1367-1369.
[43]李如辉，王静波等．论中医学、中医文化与中国传统文化的关系[J]．中华中医药杂志，2015，30（06）：1931-1933.
[44]周文平．我国优秀传统文化在中医药文化建设中的作用及其实现路径[D]．河北师范大学，2015.
[45]杨宇，单婵娟等．完善中医药基本公共卫生服务体系的策略[J]．国外医学·卫生经济分册，2015，32（2）：88-89.
[46]许海清．“一带一路”战略背景下中医药服务贸易发展的思考[J]．北方经济，2015（5）：38-40.
[47]王旭东．梳理中医文化传播的历史脉络．中国中医药报，2016-05-09（8）.

[48]中华人民共和国国务院新闻办公室．《中国的中医药》白皮书．2016-12-6.
[49]尚文玲．数据时代中医药信息的获取利用研究[J]．中国中医药现代远程教育，2016，14（16）：45-47.
[50]柳江华．探讨中药的国际化发展[J]．中医药导报，2016（11）：1-7.
[51]邓婧溪．基于博物馆展厅传播的马王堆医学内容研究[D]．湖南中医药大学，2016.
[52]邹冲，蒋萌等．构建基于临床大数据真实世界的中医药临床科研模式[J]．中华中医药杂志，2016，31（10）：4113-4116.
[53]高佳楠，洪学智等．中医药纳入基本公共卫生服务项目的可行性分析[J]．医学与社会，2016，29（11）：28-30.
[54]于子凯，张昱．浅谈真实世界研究及其在中医药临床科研中的应用[J]．中医药导报，2016，22（17）：11-13.
[55]任虎，曹俊金．"一带一路"战略视域下的中药国际化研究[J]．科技通报，2016，32（12）：57-61.
[56]国家中医药管理局，国家发展和改革委员会．中医药"一带一路"发展规划（2016—2020年），2017．1.
[57]陈元，何清湖等．国医大师孙光荣论中西医学文化的比较[J]．湖南中医药大学学报，2017，37（11）：1181-1183.
[58]黄林芳，陈士林．中药品质生态学：一个新兴交叉学科[J]．实验方剂学杂志，2017，23（1）：1-11.
[59]寿松亭，赵艳．魏晋南北朝时期中医儿科学术发展概况[J]．中医儿科杂志，2018，14（03）：6-9.
[60]杜可璇．医学目的重审视[J]．临床医药文献电子杂志，2018，5（53）：195-198.
[61]周小玲，章新友等．"互联网+"中医药融合的因素与对策分析[J]．江西中医药大学学报，2019，31（2）：101-102.
[62]都红美．互联网+模式下中医药的SWOT分析与对策[J]．中医药管理杂志，2019，27（18）：4-6.
[63]李思佳．古代佛教传入对中医学影响的研究[D]．云南中医药大学，2019.
[64]任妍，唐文超等．基于互联网技术的中医药高校科研管理信息化建设现

状与展望[J]. 中医药管理杂志，2019，27（11）：21-23.
[65]高静，郑晓红等. 基于中医药海外中心建设的现状论中医药国际传播与文化认同[J]. 中医杂志，2019，60（10）：14-17.
[66]叶培汉，何清湖等. 国医大师孙光荣论中医治病四大特点[J]. 中医药导报，2019，25（05）：23-26.
[67]国家中医药管理局官方微信. 50%海外受访者认为“中医药”是中国文化的代表元素，占比位居第二. [EB/OL]. [2019-10-21]. http://www.satcm.gov.cn/hudongjiaoliu/guanfangweixin/2019-10-21/11567.html.
[68]中国新闻网. 马建中：中医药已传播到183个国家和地区. [EB/OL]. [2019-09-10].https://baijiahao.baidu.com/s? id=1644295448994684189&wfr=spider&for=pc.
[69]王姿英，徐晓婷. 中医药国际标准已颁布45项[J]. 中医药管理杂志，2019，27（13）：72.
[70]王磊，葛敏等. 中医特色社区健康管理模式的构建[J]. 卫生软科学，2019，33（6）：38-42.
[71]人民网. 张其成：人民日报新论：中医学发展须守正创新，2020-01-06（5）.
[72]新华网. 参与救治新冠肺炎确诊病例超八成——中医药在抗击疫情中贡献力量，2020-02-20.